# 脊髓损伤与辅助器具应用

中国残疾人辅助器具中心 ◎ 主编

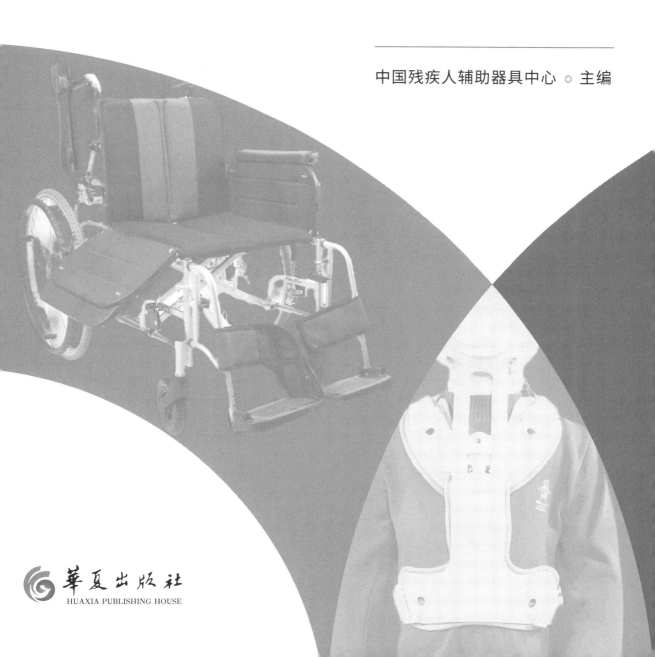

华夏出版社

HUAXIA PUBLISHING HOUSE

# 编委会名单

主　编　　王丽华　首都医科大学康复医学院

　　　　　魏晨婧　北京社会管理职业学院（民政部培训中心）

副主编　　赵　爽　首都医科大学康复医学院

　　　　　周梦笛　中国康复研究中心

　　　　　邱睿铮　中国残疾人辅助器具中心

编　委　（按姓氏笔画顺序）

　　　　　王丽华　首都医科大学康复医学院

　　　　　冯梦晨　中国康复研究中心

　　　　　李建谕　中国残疾人辅助器具中心

　　　　　李铭哲　中国残疾人辅助器具中心

　　　　　杨　昊　中国康复研究中心

　　　　　张红涛　中国残疾人辅助器具中心

　　　　　张津沁　中国康复研究中心

　　　　　邱睿铮　中国残疾人辅助器具中心

　　　　　周家宇　北众骨科医院

　　　　　周梦笛　中国康复研究中心

　　　　　柳博飞　中国残疾人辅助器具中心

　　　　　赵　爽　首都医科大学康复医学院

　　　　　蔡亚飞　首都医科大学附属北京潞河医院

　　　　　魏晨婧　北京社会管理职业学院（民政部培训中心）

# 前　言

脊髓损伤是一种导致终身严重残疾的灾难性损伤，对患者身心、家庭及社会各方面都有巨大的影响。在多年的临床工作中，我治疗和指导了各节段的脊髓损伤患者，他们的自强和努力无数次地感动了我。为了使他们能够过上充实而有意义的生活，我们在临床工作中不仅要指导患者恢复和维持躯体功能，还应正确的指导患者利用残存功能选择和使用各种辅助用具，以提高他们的日常生活自理能力、改善生活质量、减轻家庭和社会负担，重返社会。

本书旨在帮助脊髓损伤患者及家人正确选择和使用辅助用具；也适用于基层辅助适配技术人员掌握脊髓损伤患者不同损伤节段所存在的功能障碍特点及康复目标，并根据不同患者的特点及需求，正确地选择和使用合适的辅助器具为患者服务。同时适用于各个层次的康复治疗人员，帮助他们掌握基本的辅助器具知识并能够在临床应用。

本书编委均为临床经验丰富的治疗师和辅助器具适配专业人员，大家利用工作之余多次修改文稿、制作矫形器、调配用具和拍摄文中配图。同时，本册书的编写得到了中国残疾人辅助器具中心各级领导和中国康复研究中心作业治疗科主任及全体同仁的大力支持。在编写中更得到了很多脊髓损伤患者在辅助器具使用和拍照时给予的理解与配合，在此一并表示衷心感谢。由于编写时间仓促，涉及的相关专业知识和辅助器具较多，书中难免会出现不足之处，敬请广大读者在参考阅读的过程中提出宝贵意见。

王丽华

2023 年 12 月

# 目　录

# 第一章

# 概述

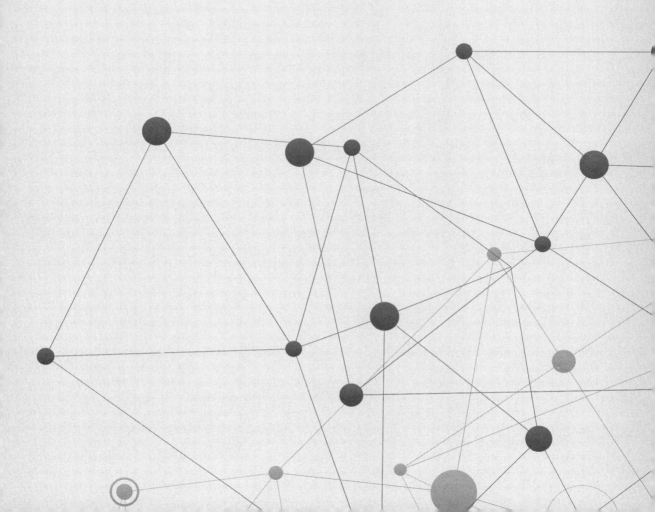

# 第一节　脊髓损伤的定义与病因

## 一、定义

脊柱是人体躯干的中轴部分，具有支撑躯干、参与运动及保护脊髓的重要作用。脊柱通常由 33 个椎骨节段组成，其中颈椎骨 7 块，胸椎骨 12 块，腰椎骨 5 块，骶骨 5 块和尾骨 4 块。在成人体内，骶椎和尾椎通常融为一体，形成单个的骶骨和尾骨。各个椎骨之间由椎间盘、韧带及关节相连接形成脊柱。椎骨的中间是椎孔，椎孔相连形成椎管，椎管内走行着长约 40 ～ 45cm 的扁圆形脊髓。椎管内和椎管之间大约有 5 毫米的间隙，脑脊液循环其中，起到保护脊髓和为脊髓提供营养的作用。相邻椎骨的椎上切迹和椎下切迹围成椎间孔，支配全身肌肉运动和感觉的 31 对脊神经等从此处出入。其中，颈神经 8 对（C1~C8），胸神经 12 对（T1~T12），腰神经 5 对（L1~L5），骶神经 5 对，马尾神经 1 对。

脊髓损伤（Spinal Cord Injury，SCI）是指由各种原因导致椎管内神经结构（含脊髓和神经根）及其功能损害，出现损伤水平及以下脊髓功能（运动、感觉、反射等）障碍。根据致病因素将脊髓损伤分为创伤性和非创伤性两大类。

## 二、病因

**1. 创伤性致病因素**　主要包括交通事故、高空坠落、体育运动、刀伤或枪伤等。

**2. 非创伤性致病因素**　主要包括血管性、感染性、退行性、占位性病变，以及其他，例如严重的腰椎间盘突出症、脊椎滑脱症、椎管狭窄等原因。

无论何种原因造成的脊髓损伤都会令患者出现不同程度的、不可逆的运动、感觉障碍及日常生活活动能力的下降或消失。同时，也为家庭和社会造成不同程度的负担。

# 第二节　脊髓损伤的分类

## 一、根据致病因素分类

**1. 创伤性脊髓损伤**　多由创伤性致病因素，如交通事故、高空坠落、体育运动，刀伤或枪伤等所致。颈髓损伤中，屈曲型旋转脱位或骨折脱位最为常见，好发部位为第 5~6 颈神经（C5~C6）节段；过伸型损伤常见于老年人，好发部位为第 4~5 颈神经（C4~C5）节段，属于稳定性损伤。胸、腰髓损伤中，屈曲型旋转脱位或骨折脱位最为常见，好发部位为第 12 胸神经～第 1 腰神经（T12~L1）节段。开放性损伤，主要为枪伤或刀伤。

**2. 非创伤性脊髓损伤**　非创伤性脊髓损伤主要包括血管性，如动脉炎等；感染性，如脊髓炎等；退行性，如脊髓空洞症等；占位性，如脊髓肿瘤等；其他，如严重的腰椎间盘突出症、脊椎滑脱症、椎管狭窄等。

## 二、根据损伤程度分类

**1. 完全性脊髓损伤**　指损伤平面以下的运动、感觉、括约肌功能完全丧失的一类脊髓损伤。患者的最低骶髓节段（S4~S5）感觉和运动功能丧失（即不存在骶残留）。完全性脊髓损伤应在脊髓休克结束后方可确定，当脊髓损伤 48 小时后患者仍表现为脊髓休克，检查确认鞍区无感觉和运动功能，按完全性脊髓损伤诊断。

**2. 不完全性脊髓损伤**　指损伤平面以下保留部分感觉或运动功能的一类脊髓损伤。患者的脊髓损伤平面以下，包括最低骶髓节段（S4~S5）保留任何感觉和 / 或运动功能（即存在骶残留）。

## 三、根据脊柱骨折部位分类

可分为上颈段脊柱骨折、下颈段脊柱骨折、胸段脊柱骨折、胸腰段脊柱骨折和腰骶段脊柱骨折。

（1）上颈段脊柱骨折（C1~C4）：脊髓损伤为相同节段。

（2）下颈段脊柱骨折（C5~C7）：脊髓损伤为 C5~C8 节段。

（3）胸段脊柱骨折（T1~T10）：脊髓损伤为 T1~L1 节段。

（4）胸腰段脊柱骨折（T11~L2）：脊髓损伤为 L2~S1 节段及马尾神经上部。

（5）腰骶段脊柱骨折：为马尾神经下部损伤。

# 第三节　诊断及临床表现

## 一、诊断

临床上脊髓损伤的诊断需要综合感觉障碍水平、运动功能障碍水平、深浅反射及 X 线摄片（即俗称 X 线）、计算机断层扫描（CT）、核磁共振的检查结果来判定。

脊髓损伤后，受损平面以下的运动功能会出现障碍，在急性期呈弛缓性瘫痪，可持续 6 周以上或更长时间，然后进入痉挛期。脊髓损伤程度和临床表现取决于原发性损伤的部位和性质。根据损伤的不同部位可大致分为四肢瘫和截瘫。其中，四肢和躯干（包括呼吸肌）的完全或不完全瘫痪，由颈髓损伤所致；截瘫是指下肢及躯干完全或不完全瘫痪，由胸腰骶髓损伤所致，区别可见表 1–1。另外，也可根据瘫痪肌肉的肌张力形态表现不同，分为高痉挛型瘫痪（上运动神经元瘫痪）和弛缓型瘫痪（下运动神经元瘫痪），如表 1–2 所示。

表 1–1　晚期脊髓完全横断与不完全横断的鉴别诊断

| 损伤情况 | 下肢畸形姿势 | 下肢位置 | 刺激足底反应 | 全部反射 | 肌张力 | 感觉改变 |
|---|---|---|---|---|---|---|
| 完全横断 | 屈曲，恢复胚胎原始状态 | 稍屈曲 | 常为各趾跖屈 | 刺激下肢任何部位均可引起 | 大部分增高，少部分减低 | 完全消失 |
| 不完全横断 | 伸直，如防御反射 | 伸直 | 常为各趾背伸，巴彬斯基征阳性 | 膝以上不能引起 | 增高 | 部分消失 |

表 1-2  上、下运动神经元瘫痪的鉴别诊断

| 瘫痪种类 | 瘫痪范围 | 肌张力 | 肌萎缩 | 皮肤营养障碍 | 腱反射 | 锥体征 | 电变性反应 |
|---|---|---|---|---|---|---|---|
| 上运动神经元性瘫痪 | 以较完整的动作障碍为主 | 增高（折刀样） | 轻微 | 多无 | 亢进 | 阳性 | 无变化 |
| 下运动神经元性瘫痪 | 以个别肌肉或肌群瘫痪为主 | 降低 | 明显，早期即出现 | 常有 | 减退或消失 | 阴性 | 不完全或完全变性反应 |

## 二、临床表现

脊髓损伤患者由于受伤部位、损伤原因及损伤程度各异，可出现不同体征。常见的脊髓损伤分为三类，即脊髓震荡、不完全性脊髓损伤和完全性脊髓损伤。一些不完全性脊髓损伤因损伤部位不同而具有特殊表现，包括脊髓半切综合征、中央索综合征、前索综合征、后索综合征、圆锥综合征、马尾综合征等。

**1. 脊髓半切综合征**  常见于肿瘤、脊髓外伤等。脊髓半横贯损伤时，由于温痛觉神经在脊髓发生交叉，可见病灶平面以下损伤同侧深感觉（如运动觉、振动觉和深部触觉）丧失，对侧温痛觉丧失。

**2. 中央索综合征**  常见于颈脊髓血管损伤。血管损伤时脊髓中央先发生损害，再向外周扩散。上肢的运动神经偏于脊髓中央，而下肢的运动神经偏于脊髓外周，造成上肢神经受累重于下肢。因此，上肢运动功能障碍比下肢明显。有的患者或许可以步行，但上肢部分或完全麻痹。

**3. 前索综合征**  脊髓前部损伤造成损伤平面以下运动觉和温痛觉丧失，而其他本体感觉存在。

**4. 后索综合征**  脊髓后部损伤造成损伤平面以下本体感觉基本丧失，而运动觉和温痛觉尚存在。

**5. 圆锥综合征**  常伴有胸腰段脊髓损伤，其特点是脊髓与神经根合并受累（如圆锥与马尾损伤），同时存在上运动神经元和下运动神经元损伤。脊髓圆锥的损伤与

较上水平脊髓损伤的预后相似，即完全性脊髓损伤预后不佳，不完全性脊髓损伤预后良好。马尾神经根损伤预后也较好。单纯脊髓圆锥损伤表现为：逼尿肌反射消失伴有尿潴留和尿失禁（持续性滴尿），大便失禁；阳痿，马鞍区（S3，S4，S5）感觉消失；肛门反射消失。下肢无瘫痪且跟腱反射保留（L5，S1，S2）。

**6. 马尾综合征**　见于 L1 到骶水平损伤，常表现为单纯下运动神经元损伤，不但下肢反射减弱而且膀胱反射也减弱，临床上常表现出不完全性及不对称性，预后较好。最初在坐骨神经分布区出现根性痛和严重的膀胱痛，咳嗽和喷嚏时加重，随后出现 L4 以下不同程度的根型分布的感觉障碍，所有感觉均受累。如果病变累及马尾上部，则在小腿和马鞍区出现感觉障碍，可进一步出现下肢的弛缓性瘫痪伴反射消失。此外，还可出现膀胱和直肠失禁及性功能障碍。如果病变位置更向下（S3~S5），则感觉障碍只限于马鞍区，不出现下肢轻瘫，但有排便和性功能障碍。

# 第四节　功能障碍特点及对日常生活功能的影响

## 一、功能障碍及特点

**1. 运动功能障碍**　指患者损伤平面以下运动能力出现障碍。一般的规律是，患者从损伤开始到 6 周左右，损伤平面以下肢体会呈现出弛缓性瘫痪状态，有的患者持续时间可能会更长。之后患者会进入痉挛状态，被称为痉挛期。但有的患者损伤部位在腰椎椎体下缘，故而不会出现痉挛状态。

**2. 感觉功能障碍**　指患者在损伤平面以下的感觉减弱或消失。有的患者在脊髓休克期以后会恢复一部分感觉功能。每一位患者表现的损伤程度不同，完全性脊髓损伤患者甚至会出现感觉过敏状态，特别是损伤平面以上的感觉。不完全性脊髓损伤患者的感觉障碍表现多种多样，如损伤平面以下温痛觉、触觉障碍，还有的表现为双侧不对称，一侧有温痛觉障碍，另一侧有触觉障碍等。不同患者的受伤程度、受伤部位差异会导致不同的感觉障碍，临床进行诊断时也比较复杂。表 1-3 为不同脊髓节段水平支配的皮肤区域。

表 1-3　不同脊髓节段水平支配的皮肤区域

| | | | |
|---|---|---|---|
| C4 | 肩部，锁骨上部 | T10 | 脐平面 |
| C5 | 三角及下部 | T12 | 腹股沟部平面 |
| C6 | 拇指　示指 | L1 | 大腿前上 1/3 |
| C7 | 中指 | L2 | 大腿前中 1/3 |
| C8 | 无名指　小指 | L3 | 大腿前下 1/3 |
| T1 | 前臂中部尺侧 | L4 | 小腿胫骨侧 |
| T2~T6 | 前胸壁 | L5 | 足背足底胫骨侧 |
| T4 | 乳头平面 | S1 | 足背足底腓骨侧 |
| T6 | 剑突平面 | S2 | 膝窝部　肛门周围 |
| T7~L1 | 前腹壁 | | |

**3. 呼吸障碍**　人体主要的呼吸肌为膈肌，由 C4 支配，辅助呼吸肌主要是肋间肌，还有部分腹肌参与。这些肌肉受颈髓到胸髓神经支配，范围比较广。所以，不只是颈部脊髓这样高位脊髓损伤患者会出现呼吸障碍，胸部脊髓损伤患者也会表现出呼吸不全的问题，特别是夏季炎热、气压低时症状会加重。

**4. 排尿障碍**　人体的排泄中枢在 S2~S4 节段，所以几乎所有的脊髓损伤患者都会出现不同程度的排尿障碍。常见表现有：由于膀胱逼尿肌肌力减弱 / 消失及尿道括约肌痉挛造成的尿潴留现象；反之，由于膀胱逼尿肌痉挛及尿道括约肌肌力减弱 / 消失造成患者漏尿现象，患者不能自我控制；有的患者虽然有部分排尿功能，但会有残余尿，容易造成尿路感染。

**5. 消化功能障碍**　急性期的脊髓损伤患者，脊髓处于休克期时肠道的蠕动处于瘫痪状态，这个状态在颈髓损伤和上部胸髓损伤患者中尤为明显，患者会出现持续性排便障碍。急性期过后的主要障碍是便秘，这时患者会由于自主神经反射带来的心悸、汗出和头痛等反应代偿对便意的感知。马尾神经损伤的患者由于直肠和肛门括约肌处于松弛状态会导致大便失禁的现象。

**6. 循环障碍**　脊髓损伤初期，由于损伤平面以下的脊髓与高位中枢神经之间的联系中断而处于失控状态，脊髓进入休克期时患者会出现低血压和心跳过缓的现象。

但当休克期过去，自主神经开始活跃时，又可能会引起血压升高现象。

7. **体温调节障碍** 体温调节受自主神经控制，颈髓损伤和胸髓损伤的患者根据损伤的部位和程度不同会出现不同程度的自主神经功能障碍。可表现为失去体温调节能力，不能根据外界环境和温度的变化而通过排汗降低体温，或通过收缩毛孔维持体温。临床中常可见到体温过高或低体温的脊髓损伤患者，因此，对于体温调节障碍的脊髓损伤患者而言，日常生活中室温恒定是十分必要的。

8. **自主神经紊乱** 自主神经又称为植物神经，可分为交感神经和副交感神经。脊髓损伤早期特别是颈髓损伤的患者，由于交感神经障碍会导致心率过慢、体温调节异常、血压偏低等现象；也常见患者出现由于脑部供血不足导致头晕、反应迟钝等现象。四肢瘫痪患者可能会出现交感神经反射亢进导致空腔脏器的充盈胀满。当患者出现一过性的血压升高、心动过速、视野模糊、头痛、汗出、竖毛反射时，应考虑是整体交感神经的反射所致。

9. **性功能及生殖功能障碍** 脊髓损伤患者无论男女都会出现不同程度的性功能障碍。男性主要的障碍有勃起障碍、射精障碍、皮肤感觉障碍、体位动作变换障碍等，女性主要是阴道功能障碍等。女性患者无关损伤平面和受损程度，除了生殖器官的感觉障碍以外，其卵巢功能几乎很少会受影响，度过脊髓休克期即可以正常怀孕分娩。男性患者阳痿的发生率比较高，存在勃起功能的患者中也只有30%左右的人可以进行性生活，6%左右的男性患者具有生育能力。

## 二、脊髓损伤对日常生活能力的影响

根据损伤水平，脊髓损伤可以分成颈髓损伤、胸髓损伤、腰髓损伤及马尾损伤。其中脊髓损伤平面越高，日常生活能力受损越严重，马尾损伤患者的活动功能和生活能力几乎不受影响（见表1-4）。

表1-4　脊髓损伤水平与日常生活能力

| 功能水平 | | 损伤水平 | | | | | | | | | | | | |
| --- | --- | --- | --- | --- | --- | --- | --- | --- | --- | --- | --- | --- | --- | --- |
| 动作能力 | | C4 | C5 | C6 | C7 | C8 | T1~T5 | T6~T11 | T12~L1 | L2~L3 | L4 | L5 | S1 | S2 |
| 肢体功能 | | 头部运动,肩胛骨上提,膈肌运动 | 肩外展,内外旋,肘屈曲 | 肩内收,前臂旋前,腕桡侧背曲 | 腕关节背曲,部分掌屈,腕桡侧1/2手指屈曲及部分伸展 | 手指屈曲,抓握等 | 上肢及手功能完全 | 躯干上部肌肉安定 | 提臀动作可能 | 髋关节出现少许屈曲内收 | 髋关节屈曲,内收,内外旋出现 | 髋关节外展,膝关节屈曲,踝关节背屈,足趾伸展 | 髋关节外展,伸,足趾屈曲 | 下肢功能完全 |
| 身边生活活动 | 进食 | - | - | ± | + | + | + | + | + | + | + | + | + | + |
| | 更衣 | - | - | - | ±(圆领衫可能) | + | + | + | + | + | + | + | + | + |
| | 排便排泄 | - | - | ± | ± | + | + | + | + | + | + | + | + | + |
| | 翻身起座及坐位保持 | - | - | ± | + | + | + | + | + | + | + | + | + | + |
| | 轮椅-床 | - | - | ± | ± | + | + | + | + | + | + | + | + | + |
| 转移移动 | 立位步行 | - | - | -(站立柜、双杠) | -(双杠内借助步行) | -(腋拐摆至步、摆过步) | -(腋拐摆至步) | ±(腋拐摆至步、摆过步) | +(腋拐,LLB,实用步行上限) | +(腋拐,LLB,实用步行) | +(肘拐,SLB,实用步行) | +(肘拐,SLB,实用步行) | + | + |
| | 利用交通工具 | - | - | - | - | - | - | - | ± | ± | ± | + | + | + |

注：LLB为长下肢矫形器；SLB为短下肢矫形器；ECS为环境控制系统。

续表

| 功能水平 | 损伤水平 | | | | | | | | | | | | |
|---|---|---|---|---|---|---|---|---|---|---|---|---|---|
| 动作能力 | C4 | C5 | C6 | C7 | C8 | T1~T5 | T6~T11 | T12~L1 | L2~L3 | L4 | L5 | S1 | S2 |
| 家事 | - | - | - | ± | + | + | + | + | + | + | + | + | + |
| 就职 | - | - | - | - | ± | ± | + | + | + | + | + | + | + |
| 手的使用 驾车 | - | - | - | ± | +（手部旋转辅助具，自动离合） | + | + | + | + | + | + | +（普通） | +（普通） |
| 辅助器具 | 高背电动轮椅（声音控制）悬吊转移装置，ECS | | 标准轮椅、腕关节支持橡胶手套、万能袖带、站立、柜足，ECS | 标准轮椅、橡胶手套转移板长或短对指矫形器、系扣器、万能袖辅助具，骨盆带+LLB | 标准轮椅、橡胶手套、转移板、骨盆带+LLB、躯干保持矫形器、腋拐 | 标准轮椅（挡板可取）、骨盆带+LLB | 标准轮椅（挡板可取）、骨盆带+LLB、腋拐或肘拐（C6以上腋拐，以下肘拐，LLB | 标准轮椅、肘拐、LLB | 标准轮椅或LLB或SLB（特别是L3水平以下使用SLB者较多有较高的实用性）肘拐 | 标准轮椅、SLB（足关节稳定性）肘拐 | SLB、肘拐 | 偶尔需要矫形鞋 | 无需任何辅助器具 |

注：+表示为"可能"，-表示为"不可能"，±表示为"有时可能"。

# 第五节　辅助器具在脊髓损伤中的作用

脊髓损伤患者由于各种因素导致损伤平面以下运动、感觉等功能障碍。患者康复及日常生活的各个阶段都需要借助辅助器具，以使其个人最大限度地提高残存能力，预防和减少各种并发症，使其生活自理或部分自理，进而回归社会，实现职业重建。

1. **补偿作用**　主要是补充原有的功能。患者由于身体功能减弱或丧失而导致活动困难，运用辅助器具可以增强患者已减弱或丧失的原有身体功能，实现活动和参与。如部分腰椎损伤患者可以通过下肢矫形器、助行器进行站立、行走等。

2. **替代作用**　主要指运用辅助器具代替原有的功能。患者原有功能基本丧失，没有潜能可利用，无法通过补偿方式来增强原有功能，只能通过辅助器具发挥身体其他功能来代替失去的功能，实现活动和参与。如颈段脊髓损伤患者需要各种个人生活自理和防护辅助器具来完成穿衣、洗漱、进食等动作。

3. **适应作用**　主要指患者运用辅助器具适应新的活动方式和环境，并应用辅助器具来创建无障碍环境，通过反复地实践以实现生活最大限度的独立。

（魏晨婧　蔡亚飞　李建谕）

# 第二章

# 评定

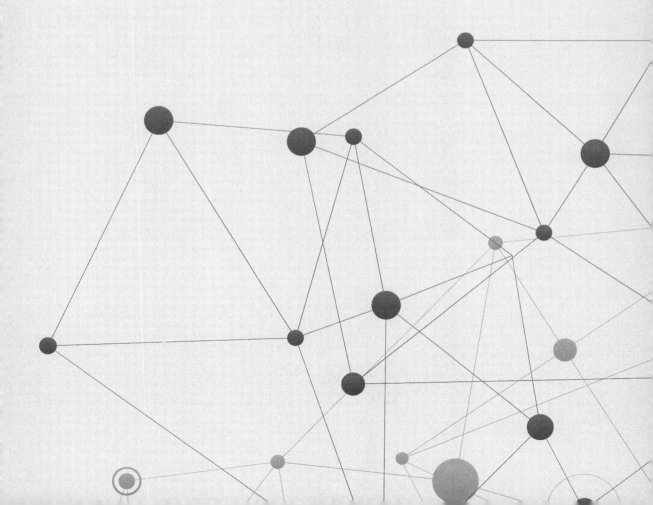

# 第一节　神经功能评定

## 一、损伤水平

根据标准化的运动和感觉评定结果，脊髓损伤按美国脊髓损伤学会（ASIA）分类系统进行分类。它用来定义运动、感觉和神经水平，也用于区分损伤程度。

**1. 运动平面**　ASIA 运动评定用于定义双侧运动平面，包括测试 10 个关键肌肉的力量。每个关键肌肉组代表 C5~T1、L2~S1 之间的一个肌节（表 2-1）。

表 2-1　ASIA 运动平面关键肌

| 神经平面 | 关键肌 | 神经平面 | 关键肌 |
| --- | --- | --- | --- |
| C5 | 肱二头肌（肘关节屈曲） | L2 | 髂腰肌（髋关节屈曲） |
| C6 | 伸腕肌（腕关节背伸） | L3 | 股四头肌（膝关节伸展） |
| C7 | 肱三头肌（肘关节伸展） | L4 | 胫骨前肌（踝关节背曲） |
| C8 | 指深屈肌（中指屈曲） | L5 | 趾长伸肌（踇趾伸展） |
| T1 | 小指展肌（小指外展） | S1 | 小腿三头肌（踝关节跖曲） |

每一块肌肉都是按原始的"六点手动肌肉测试量表"进行力量测试的：

0 无肌肉收缩。

1 可触及肌肉收缩。

2 消除重力的全范围运动。

3 对抗重力的全范围运动。

4 增加阻力的全范围运动。

5 正常力量。

ASIA 运动评定与徒手肌力测试的主要区别在于，ASIA 测试是在患者仰卧位进行的。使用标准化测试体位很重要，而且通常刚受伤的患者不能从仰卧位移开。此外，ASIA 运动评定也有一些复杂之处。例如，上肢的 1 级肌力在消除重力位置进行测试，而下肢的 1 级肌力在抗重力位置进行测试，跖屈肌除外（表 2-2）。身体两侧的 ASIA 运动水平由最末端（远端）关键肌肉决定，该关键肌肉至少有 3 级（抗重力）肌力，而以上所有关键肌肉都有 5 级（正常）肌力。身体两侧的运动水平可能不同。胸段脊髓没有特定的 ASIA 评定肌肉。因此，我们假设胸段脊髓损伤的患者（下肢瘫痪但上肢不乏力）的运动水平与他们的 ASIA 感觉水平相一致。可以将 ASIA 身体两侧的五个关键上肢肌肉的运动得分相加，总分最大值为 50 分。

表 2-2　ASIA 运动平面测定的原则

| 序号 | 内容 |
| --- | --- |
| 1 | 先进行 3/5 级的测试，然后根据结果进行向上或向下的测试 |
| 2 | 只有由于神经系统缺陷才会降低强度。由于疼痛而不能完全配合的患者不应降级 |
| 3 | 患者有严重的挛缩（关节活动能力丧失 50% 或更多）、剧烈疼痛或严重痉挛不要检查（标记为不可检测） |
| 4 | 上肢测试 1/5 级，身体部分处于消除重力的位置 |
| 5 | 下肢测试 1/5 级，身体部分处于消除重力的位置（跖屈肌除外） |
| 6 | 肢体处于抗重力姿势时，进行上肢和下肢 4/5 级测试（T1 和 S1 肌肉测试除外） |
| 7 | 不要用半分、加号或减号 |
| 8 | 检查 2/5、3/5、4/5 或 5/5 级，要求患者在关节活动度（ROM）内一直移动。4/5 级和 5/5 级应该在整个测试范围内进行抗阻测试 |
| 9 | 确保患者没有代偿性动作 |
| 10 | 如果患者跨越两个或多个关节的肌肉长度短缩，则变换测试体位（例如，如果患者的指深屈肌缩短，则可以屈曲手腕进行手指屈曲测试） |

**2. 感觉平面**　ASIA 感觉平面评定用于确认身体两侧的感觉平面。包括测试身体两侧 28 个感觉关键点的轻触觉和针刺觉。每个点代表一个皮节（图 2-1）。例如，在手背和第三掌指关节（MCP）远端，一个精确的点代表 C7 皮肤区。轻触和针刺采用"三分制"，正常感觉评分为 2 分，异常（即增强或减弱）评分为 1 分，无感觉评分为 0 分（表 2-3）。

身体每一侧的感觉水平是由最尾部（远端）的关键点决定的，该关键点对于针刺和轻触有 2/2 级，前提是以上所有关键点也是 2/2 级。身体两侧的感觉水平可能不同。还可以对身体两侧的 28 个皮节轻触和针刺的得分进行求和。双侧总分是 224 分。

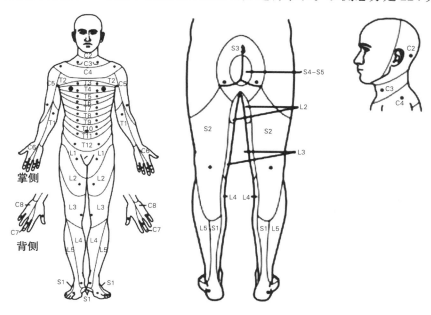

图 2-1 ASIA 感觉平面评定 28 个感觉关键点

**表 2-3 针刺和轻触的 ASIA 感觉评分的定义**

| 评分 | | 标准 |
|---|---|---|
| 0 | 轻触觉 | 患者不能区分是否被棉签尾部触碰 |
| | 针刺觉 | 患者不能区分是被安全别针的尖端还是钝端触碰 |
| 1 | 轻触觉 | 患者可以区分是否被棉签尾部轻触，但轻触觉与面部的轻触觉不同（这种对比在每个皮肤部位都要进行） |
| | 针刺觉 | 患者能够区分安全别针的尖端和钝端的触碰，但尖端的针刺觉不同于面部的针刺觉（这种对比在每个皮肤部位都要进行） |
| 2 | 轻触觉 | 患者能够区分是否被棉签尾部轻触，并且轻触觉与面部轻触觉相同（这种对比在每个皮肤部位都要进行） |
| | 针刺觉 | 患者能够区分安全别针的尖端和钝端的触碰，并且尖端的针刺觉与面部的针刺觉相同（这种对比在每个皮肤部位都要进行） |

**3.神经平面**  ASIA 运动和感觉评定也可用于描述一个整体的神经水平。对于身体两侧运动和感觉水平相同的患者来说，神经水平与运动和感觉水平相对应。然而，对于存在不对称病变的患者，用身体两侧最高的运动或感觉水平来定义病变的神经水平。例如，一个右侧感觉水平为 C5，但双侧运动和左侧感觉水平为 C6 的患者，其整体神经水平为 C5。

## 二、损伤程度

脊髓损伤分为完全性（ASIA A）和不完全性（ASIA B/C/D/E）。ASIA 不同损伤之间的区别是基于：肛周（S4~S5）有轻触觉保留；肛周（S4~S5）有痛觉保留；肛门深部有深压觉（即指检时手指垂直于直肠壁时的压力感觉）；肛门括约肌有主动收缩功能。表 2–4 为 ASIA 脊髓损伤的分级标准。

表 2–4　ASIA 脊髓损伤的分级标准

| 分级 | 损伤程度 | 临床表现 |
| --- | --- | --- |
| A | 完全损伤 | S4~S5 区无感觉和运动功能 |
| B | 不完全损伤 | S4~S5 区有感觉功能，但无运动功能 |
| C | 不完全损伤 | S4~S5 区有感觉和运动功能，并且，损伤平面以下超过半数的关键肌肌力小于 3 级 |
| D | 不完全损伤 | S4~S5 区有感觉和运动功能，并且，损伤平面以下超过半数的关键肌肌力大于等于 3 级 |
| E | 正常 | 运动和感觉神经均正常，前期有神经损伤的表现，后期检查正常才可评为 E 级，若一开始检查结果都正常，则不适用于 ASIA 评定 |

S4~S5 节段的重要性与预后有关。它的保存是神经功能恢复的重要指标。同样，身体任何部位保留针刺感有助于预测运动恢复。

针对颈髓损伤患者，Zancolli 发表了一种详细的基于上肢残余功能评定的亚分类方法，并对一个脊柱节段的这些差异进行分类（表 2-5）。Zancolli 颈髓损伤瘫痪上肢功能评定可以更加详细地对颈髓损伤水平进行分类，明确颈髓损伤水平与肘、腕和手指运动功能的关系，对于指导作业治疗非常有益。在 Zancolli 分类中，每个脊柱节段被分为两个或两个以上节段，并特别考虑到 C6，它被分为 4 个亚组。这对 ADL 的评定很重要，因为在 C6 水平存在许多自我护理的边界。

表 2-5 Zancolli 颈髓损伤分类

| 最低脊髓节段 | 基本功能 | 残存肌肉 | 分类 | 亚型分类 | | | 手术后能获得的功能 |
|---|---|---|---|---|---|---|---|
| C5 | 肘屈曲 | 肱二头肌 肱肌 | I | A | 肱桡肌（-） | | |
| | | | | B | 肱桡肌（+） | | 侧方捏，弱 |
| C6 | 腕背屈 | 桡侧腕长伸肌 桡侧腕短伸肌 | II | A | 腕背屈，弱 | | 侧方捏，弱抓握动作，弱 |
| | | | | B | 腕背屈，强 | 1 旋前圆肌（-）桡侧腕屈肌（-） | 有效地侧方捏抓握动作强（C6B3 效果） |
| | | | | | | 2 旋前圆肌（+）桡侧腕屈肌（-） | |
| | | | | | | 3 旋前圆肌（+）桡侧腕屈肌（+）肱三头肌（+） | |
| C7 | 手指伸展 | 指总伸肌 小指伸肌 尺侧腕伸肌 | III | A | 尺侧手指不能完全伸展 桡侧手指及拇指不能伸展 | | 侧方捏 指腹捏 |
| | | | | B | 手指可能完全伸展 拇指伸展弱 | | 握力强（C7B 的效果） |
| C8 | 手指屈曲 拇指伸展 | 指深屈肌 示指伸肌 拇指伸肌 尺侧腕伸肌 | IV | A | 尺侧手指可能完全伸展 桡侧手指及拇指不能屈曲 拇指可能完全伸展 | | 强的捏和握（C8B 的效果） |
| | | | | B | 桡侧及尺侧手指可能完全伸展 拇指屈曲弱 大鱼际弱，手内在肌麻痹 指浅屈肌（+）或（-） | | |

# 第二节　躯体功能评定

## 一、运动功能

**1.关节活动度**　正常情况下，每个关节都能向特定的方向运动，并达到由其结构和周围组织的完整性所决定的运动范围。创伤或疾病影响关节结构或周围组织，则会减少关节活动度和限制活动参与。

关节活动度（Range of Motion, ROM）的评定应该从测量功能性主动关节活动度（Active Range Of Motion, AROM）开始。首先，患者尽可能取坐位，让患者进行双侧主动动作。若主动动作完成受限，则更正常的一侧应该先运动，为该患者设定正常的基线。而后，观察动作的完整性、对称性和节律性。对于有语言或认知障碍的患者，要向患者演示动作。为了评定的准确性，可以给患者一些动作指令（表2-6）。如果功能性主动关节活动度测量过程中没有发现其影响患者参与正常活动，则认定结果在正常范围内，不需要进一步的检测。

表 2-6　功能性主动 ROM 测量的动作指令

| 目标动作 | 指令 |
| --- | --- |
| 肩关节屈曲 | 手臂向前伸直，伸向天花板 |
| 肩关节外展 | 侧平举并把手伸过头顶 |
| 肩关节水平内收和外展 | 双臂向前举至肩高，变成侧平举，然后再移回来 |
| 肩关节外旋 | 用你的手摸你的后脑勺 |
| 肩关节内旋 | 用手触摸后背 |
| 肘关节屈曲和伸展 | 把你的手臂垂直放在身体两侧，弯曲手肘，让手触摸肩膀 |
| 前臂旋前和旋后 | 手臂放在身体两侧，手肘弯曲成90度，旋转前臂，让手掌先朝向地面，然后朝向天花板 |
| 腕关节掌屈和背伸 | 上下移动手腕 |
| 手指屈曲和伸展 | 握拳，然后展开你的手指 |
| 对指 | 用拇指碰每根手指的顶端 |

如果关节活动受限，治疗师会尝试进行全范围关节活动度测量。如果关节可以自由活动到极限范围，问题就出在主动活动上，测量并记录受限的活动范围。如果治疗师在移动肢体时无法达到终点范围，那么问题就出在被动运动上，也要测量和记录这种限制。关节活动度测量需要使用关节活动度测量尺（图 2-2）。

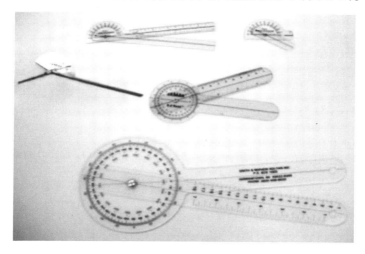

图 2-2　关节活动度测量尺

**2. 肌力**　肌力（Muscular Strength），即肌肉发挥力量的能力，是肌肉健康的关键指标之一。肌力弱是肌肉或肌群力量的缺乏或减少。当减弱的肌力限制或损害个体的作业功能时，需要确定肌力弱的程度和分布，并建立适当的干预计划。治疗可以集中在增强肌力上，也可以集中在完成任务的替代方法上。脊髓损伤患者在进行辅助器具的评定时，必须对与辅助器具操作相关的肌肉进行徒手肌力测定（Manual Muscle Testing, MMT）。肌力分级见表 2-7。

表 2-7　肌力分级

| 分级 | 判定标准 |
| --- | --- |
| 5 | 全 ROM 运动，抗重力，抗最大程度阻力 |
| 4 | 全 ROM 运动，抗重力，抗中等程度阻力 |
| 4- | 全 ROM 运动，抗重力，抗最小程度阻力 |
| 3+ | 全 ROM 运动，抗重力，不抗阻力 |
| 3 | 全 ROM 运动，抗重力，不抗阻力，但是不能保持姿势 |

| 分级 | 判定标准 |
|---|---|
| 3− | 小于 1/2 ROM，抗重力，不抗阻力 |
| 2+ | 除重力位下完成全 ROM 运动 |
| 2 | 除重力位下完成 1/2 ROM 运动 |
| 2− | 除重力位下完成小于 1/2 ROM 运动 |
| 1 | 只能触及肌肉收缩，不能看到关节运动 |
| 0 | 不能触及肌肉收缩 |

**3. 痉挛** 高达 80% 的脊髓损伤患者存在痉挛，痉挛只存在于具有完整的下运动神经元的患者中，不存在于马尾神经损伤的患者中。不完全损伤的患者产生的痉挛状态比完全损伤的患者更棘手，在达到稳定状态前的第一年，痉挛倾向于逐渐增加。许多测试可用于量化痉挛，但最广泛使用的两种是 Tardieu 量表和改良的 Ashworth 量表（表 2-8）。

**表 2-8　改良 Ashworth 分级法评定标准**

| 分级 | 内容 |
|---|---|
| 0 | 无肌张力增加 |
| 1 | 肌张力略微增加：受累部位被动屈伸时，在关节活动之末时出现突然卡住然后呈现最小的阻力或释放 |
| 1+ | 肌张力轻度增加：表现为被动屈伸时，在 ROM 后 50% 范围内出现突然卡住，然后均呈现最小的阻力 |
| 2 | 肌张力较明显增加：通过 ROM 大部分时阻力均较明显增加，但受累部位仍能较容易地被动活动 |
| 3 | 肌张力严重增加：被动活动困难 |
| 4 | 受累部分被动屈伸时呈现僵直状态，不能活动 |

**4. 反射** 肌腱反射减弱表明存在感觉问题或运动能力节段性下降。肌腱反射增强表明下行抑制减弱，与上运动神经元问题有关。

急性期可出现某些病理反射，其中之一是延迟足底反射，这可能在脊髓损伤后数小时内发生。延迟的足底反射需要一个强烈的刺激，通过用钝器沿着足外侧从足底向上触摸脚趾，并继续从跖骨头的外侧向内侧抚摸来触发。所产生的反射是在刺激后 0.5 秒开始，脚趾缓慢地弯曲和放松。延迟的足底反射存在于几乎所有的完全性脊髓损伤患者，持续数周。

应仔细评定所有深反射和浅反射，包括腹壁反射、提睾反射、足底反射、巴宾斯基征、球海绵体反射、肛门反射和阴囊反射。通过对腹直肌反射的评定，我们可以评定 T9~T12 反射弧，而球海绵体反射适合评定 S2~S4 反射弧的完整性。阴囊反射是一种依赖于交感神经节段 T11、T12 的躯体自主反射。完整的阴囊反射弧反映了股神经外生殖器传入和传出分支的完整性。

通常检查的深腱反射包括肱二头肌反射、肱三头肌反射、肱桡肌反射、膝跳反射和踝阵挛。严重的脊髓损伤患者在急性期通常是无力的，没有深反射，而不完全性脊髓损伤患者的深反射可能是非常亢进的。

### 5. 耐力

（1）心肺耐力的评定：第一个观察步骤是自理活动。对于耐力下降的患者，了解其局限性和禁忌证是很重要的，而后才能推动他们恢复心肺耐力。心肺耐力的标准测量指标是最大摄氧量（$VO_2 \, max$），与心脏功能有关。最大摄氧量随运动强度增加而增加，随卧床时间和年龄增长而减少。在活动中，同样的工作水平，心率会降低，这被称为训练效应。训练效应表明，循环系统效率有所提高。

（2）肌耐力的评定：分为动态评定和静态评定。动态评定包括每单位时间的重复次数。当评定心血管和肌耐力时，需记录任务产生的最大心率的百分比或梅托（MET）水平。静态评定是指收缩所能保持的时间。活动的强度、持续时间和频率是评定耐力的考虑因素。强度受阻力和速度影响，阻力越大或速度越快，强度就越高。从一个测试到另一个测试，活动的强度必须保持不变，以衡量改进。

动态或静态评定的选择取决于患者的训练目标和心肺状态。如果患者的训练目标是改善以等张收缩为主的肢体活动，应采用动态评定。若用重复的次数来测量耐力，可使患者采用一种轻微的重复活动，如箱块测试（BBT），或进行功能能力评定或耐力测试，或使用肢体功能训练仪（BTE）等设备。如果患者的训练目标是改善以等长收缩为主的肢体活动，应采用静态评定。进行静态评定时，需记录患者在某个水平的肌肉最大收缩能力（MVC）负荷下，握持一个物体或保持一个姿势的时间。

## 二、感觉功能

感觉功能评定参见本章第一节中 ASIA 感觉平面评定内容。

## 三、心肺功能

脊髓损伤患者的呼吸系统评定与其他类型患者的呼吸系统评定没有太多区别，包括对以下因素的评定：焦虑和抑郁水平、呼吸深度、呼吸模式、咳嗽的有效性、呼吸频率、呼吸音、体温、脉搏、需要额外的氧气、分泌物的量和性状、肺活量、一秒用力呼气量、动脉血气分析、氧饱和度、呼气末的 $CO_2$ 浓度、胸部 X 线检查的变化。

同时，还需要确定患者呼吸肌无力的程度，可由患者的整体神经状态加以判断。测量（强制）肺活量可直接评定呼吸肌无力的程度，这是一个关键的参数，因为它与肺容积有很强的相关性，并能反映患者的肺通气功能。肺活量的测量还提供了一种敏感和简单的方法来检测早期和细微的呼吸功能变化。对于高危的呼吸功能障碍患者，应至少每 8 小时检测一次肺活量，对于即将需要机械通气的患者，应每小时检测一次。

## 四、神经源性膀胱及肠道

**1. 神经源性膀胱的功能评定** 随着尿动力学检测技术的发展，影像尿流动力学检查为更清晰、直观地了解逼尿肌，膀胱颈部，尿道内、外括约肌各自的功能和形态，及其在储尿、排尿过程中的相互作用，提供了较全面的客观依据。依据尿流动力学的检查结果，研究者提出了有利于指导正确治疗方案的分类方法（表 2-9）。

表 2-9 排尿障碍尿流动力学分类

| 逼尿肌反射亢进 | 逼尿肌无反射 |
| --- | --- |
| 括约肌协调正常 | 括约肌协调正常 |
| 括约肌协调正常 | 外括约肌痉挛 |
| 括约肌协调正常 | 内括约肌痉挛 |
| | 外括约肌去神经 |

**2. 神经源性肠道的功能评定** 对脊髓损伤后神经源性肠道功能障碍比较常用的诊断标准及评定方法以"世界胃肠病学组织临床指南""罗马Ⅲ诊断标准"为主，其他相关诊断标准及评定方法有：便秘外科诊治指南、中国慢性便秘诊治指南、Wexner 便秘评分、Cleveland 便秘评分系统及神经源性肠道功能障碍评分等。Wexner 便秘评分、Cleveland 便秘评分系统及神经源性肠道功能障碍评分等所需的数据信息已纳入国际脊髓损伤肠功能基础数据集和国际脊髓损伤肠道功能扩展数据集。

# 第三节　日常生活活动评定

日常生活活动（Activities of Daily Living, ADL）分为基础性日常生活活动（Basic Activity of Daily Living, BADL）和工具性日常生活活动（Instrumental Activity of Daily Living, IADL）。BADL 包括自我照顾和家中移动。这个分类是按动作表现的难度等级来划分的，BADL 相较于 IADL 属于较低层次的日常活动，完成更高层次任务需要更高的认知能力。

脊髓独立测量量表（SCIM）是一种被广泛应用的 SCI 专门评定工具，它可以为患者评定 ADL、呼吸、括约肌管理和活动参与方面的能力。临床工作人员可在患者从事日常活动时，使用简单的单页计分表对患者的表现进行评分。四肢瘫功能指数（QIF）是一种专门用于四肢瘫痪患者的评定工具，应用较少。改良的 Barthel 指数也可用于脊髓损伤 ADL 的评定。各种常规评定量表主要内容可参见表 2-10。其中，也包含了美国广泛使用的一种专门评定工具，功能独立性评定（Functional Independence

Measurement, FIM )（见表 2-11 和表 2-12 ）。

表 2-10   脊髓损伤常用 ADL 评定量表

| 名称 | 简介 |
|---|---|
| 脊髓独立测量量表（SCIM） | SCIM 是专门为脊髓损伤患者开发的，SCIM 包含 16 项内容，包括自理（4 项）、呼吸和括约肌管理（4 项）、移动能力（8 项）。SCIM 于 2001 年进行了修改，最近又设计出了问卷调查版本。 |
| 四肢瘫功能指数（QIF） | QIF 是专为四肢瘫痪患者设计的。它包含 3 个项目，包括移动能力（转移 8%，轮椅移动 14%，床上活动 10%）。每一项都按五分制打分。QIF 有一个缩略版。 |
| Barthel 指数 | Barthel 指数包括自理、膀胱和肠道功能、移动等。其中，转移和移动（包括轮椅和步行）占总分的 30%，如厕和洗澡占总分的 10%。 |
| 功能性独立评定（FIM） | FIM 评定活动受限。包括 6 个领域，18 项检查：自理、括约肌控制、转移、移动、交流和社会认知。每一项都按 7 分的等级顺序打分，范围从完全帮助（1）到完全独立（7）。 |

表 2-11   FIM 的评定内容

| 分类 | 内容 |
|---|---|
| Ⅰ. 自理活动 | 1. 进食；2. 梳洗修饰；3. 洗澡；4. 穿上衣；5. 穿下装；6. 如厕 |
| Ⅱ. 括约肌控制 | 7. 排尿管理；8. 排便管理 |
| Ⅲ. 转移 | 9. 床椅间转移；10. 转移至厕所；11. 转移至浴盆或淋浴室 |
| Ⅳ. 移动 | 12. 步行 / 轮椅；13. 上下楼梯 |
| Ⅴ. 交流 | 14. 理解；15. 表达 |
| Ⅵ. 社会认知 | 16. 社会交往；17. 解决问题；18. 记忆 |

表 2-12 FIM 的评分标准

| 程度 | | 评分 | 内容 |
|---|---|---|---|
| 无需帮助 | | 7 分：完全独立 | 1. 不需要考虑安全问题 |
| | | | 2. 在合理的时间内完成 |
| | | | 3. 不需要修改、使用辅助用具 |
| | | 6 分：有条件地独立 | 1. 需要考虑安全保障问题 |
| | | | 2. 需要比正常长的时间 |
| | | | 3. 需要用辅助用具 |
| 需要他人帮助（依赖） | 有条件依赖 | 5 分：监护或准备 | 1. 需要帮助者，但不必给予身体接触性辅助 |
| | | | 2. 需要帮助者做准备工作 |
| | | | 3. 需要帮助的督促、提示 |
| | | 4 分：最小量接触性辅助 | 1. 需要的帮助不多于轻触 |
| | | | 2. 自己付出 ≥75% 的努力 |
| | | 3 分：中量辅助 | 1. 需要的辅助大于轻触 |
| | | | 2. 自己付出 50%~75% 的努力 |
| | 完全依赖 | 2 分：最大量辅助 | 付出＜ 50% 的努力，但至少有 25% |
| | | 1 分：完全辅助 | 付出＜ 25% 的努力，或活动不能进行 |

# 第四节　环境评定

## 一、家庭环境

### （一）评定目的

患者康复的最终目的是回归家庭，因此，家庭环境是否适合患者的能力水平，需要治疗师进行详细评定。通过评定可以发现家庭环境中不适合患者生活的方面和存在的安全隐患，为将来进一步进行家庭无障碍环境改造提供客观的依据。

## （二）评定内容

### 1. 住宅种类，居住的层高

### 2. 选择入口的方式

（1）入口位置

（2）入口是否有坡道

（3）入口是否有楼梯，楼梯是否配有坚固的扶手；扶手是单侧、双侧还是在中间

（4）开门时，门口的宽度是否足够

（5）是否是自动门

（6）进大门后是否有楼梯

（7）如果有楼梯是否安装了扶手及扶手的位置

（8）家门是否够宽

### 3. 电梯是否满足需求（面积，能否到达主要区域）

### 4. 环境生态安全

（1）地板是否平整；瓷砖或地毯上是否有孔洞

（2）居住环境的照明情况是否良好

（3）电线的位置（明线，或暗线）

（4）楼梯、走廊和大厅是否有杂物

（5）地面是否铺设地毯，地毯是否固定

（6）楼梯是否有扶手或护栏

（7）在狭窄区域，家具是否可以自由移动

（8）重型家具是否配有脚轮

（9）是否容易到达存储常备物品的区域

（10）室内通风情况如何

（11）室内是否有维持室温稳定的设备（如：空调、暖气）

（12）室内是否存在漏水现象

（13）是否有自来水

（14）垃圾处理方式

### 5. 卧室

（1）卧室的位置

（2）是否容易进入。如果不是，原因是什么（门宽、障碍物或其他）

（3）患者床的种类

（4）卧室内是否有辅助器具。如果是，请列举

（5）如果有，是否正在使用

（6）如果没有使用，原因是什么

（7）是否有足够的空间使用轮椅

**6. 浴室**

（1）浴室的位置

（2）是否容易进入。如果不是，原因是什么（门宽、障碍物或其他）

（3）是否有足够的空间使用轮椅

（4）是否有浴缸。如果是，请描述浴缸的种类和参数（深度、宽度、距地面的高度）

（5）是否有辅助器具

（6）如果有，请在下列项目旁打钩（马桶旁的扶手，浴缸旁的扶手）

（7）是否使用淋浴

（8）是否有辅助器具。如果是，请列举

（9）是否正常使用

（10）如果不是，原因是什么

（11）浴缸或淋浴是否有防跌扑设施

（12）是否有 24 小时急救装置

（13）马桶的种类和高度

**7. 厨房**

（1）是否容易进入

（2）是否有足够的空间使用轮椅

（3）如果不是，原因是什么（门宽、障碍物或其他）

（4）橱柜、台面和家具边角是否有防护

（5）料理操作台面高度是否合适

（6）厨具是否过重

（7）是否有辅助器具。如果是，请列举

（8）是否正常使用。如果不是，原因是什么

（9）是否存在安全隐患。如果是，请列举

### 8. 电话

（1）位置、种类（挂式、台式、公用）

（2）如果是公用电话亭，门打开时门宽是多少，电话机的高度是多少

（3）是否有辅助器具

（4）是否有负责接听电话的服务员

### 9. 照料者信息

（1）是否需要照料者

（2）照料者的身份（家庭成员或其他）

（3）照料者是否能及时提供帮助，联系是否方便

（4）照料的方式和程度

### 10. 公共交通使用情况

（1）是否可以使用公共交通

（2）如果是，离家最近的公共交通站点是否容易到达

（3）公共交通站点是否方便使用轮椅

对于脊髓损伤患者，轮椅可否在家中便捷移动是评定家庭环境比较重要的环节。在走廊或门口，需要至少760毫米×1220毫米的空间（图2-3），以便患者操纵轮椅向前或平行进入。

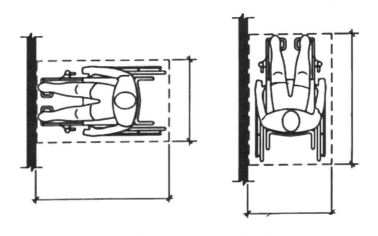

图 2-3　轮椅在走廊或门口的移动空间

患者操纵轮椅转弯时至少需要1065毫米宽，在连续转弯时至少需要1220毫米

宽。图 2-4 显示的是患者操作轮椅转弯时所需的最小空间。

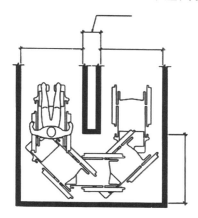

图 2-4　患者操作轮椅转弯时所需的最小空间

如果建筑物的入口高于地面，则需要对入口处进行坡道改造，以方便轮椅进出建筑物（表 2-13）。

表 2-13　通往建筑物的无障碍入口坡道的测量与改造内容

| 问题 | 测量结果 | 是 | 否 | 可行的解决方法 |
|---|---|---|---|---|
| 斜坡的高度与底长度之比是否不大于 1:12 | | | | 延长斜坡以减少坡度<br>安置坡道<br>如果空间有限，请重新配置折弯坡道 |
| 所有长于 6 英尺（约合 182.88cm）的坡道两边是否有栏杆 | | | | 增加栏杆 |
| 栏杆是否坚固，高度是否在 86~96cm 之间 | | | | 调整栏杆高度<br>固定扶手 |
| 栏杆之间的宽度是否大于 92cm | | | | 重新安装栏杆<br>加宽坡道 |
| 坡道是否防滑 | | | | 表面防滑处理 |
| 在每 9m 的坡道水平长度处、坡道的顶部、底部及回转站处是否有一个 152cm 长的水平面 | | | | 重新配置坡道 |
| 坡道在两次着陆之间的上升幅度是否不超过 70cm | | | | 重新配置坡道 |

## 二、社区环境

社区环境的评定需要治疗师参与到不断变化的环境场景中，观察脊髓损伤患者能否参与并完成社区活动。例如，轮椅使用者只能使用建筑物后面的货运电梯，或需要他人把轮椅抬上台阶才能进入建筑物，这些都是不可取的。社区环境设计应力求使身处其中的所有使用者都可以感受到轻松、安全和方便，这样也会帮助患者更充分参与并融入社区生活。通用设计，便是符合这种要求的一种设计理念，现已被应用于大多数社区环境中。通用设计是一种产品和环境的融合与实践，所有使用者都适用，无论年龄或能力。

评定社区环境的三种主观测量方法是：克雷格医院环境因素清单（CHIEF）、促进因素和障碍的调查（FABS/M）和环境质量测量。所有这些方法都可用于获得患者（通过自我报告或访谈）对社区环境的看法。

社区移动性的常用评定方法是社区步行性测量表（NEWS）及欧文明尼苏达列表（IMI）。这些量表关注与肢体活动和步行相关的环境特征。这些特征对患者在社区中移动有积极的影响。此外，患者的交通出行问题也不应被忽略。

影响患者参与的环境因素的评定量表有多维感知社会支持量表（MSPSS）、家庭与社区环境工具（HACE）。MSPSS 以社会环境为目标，它有助于确认患者对家庭和朋友提供的社会支持的感知。HACE 以人与环境的适应为目标，使患者能够描述家庭和社区环境中阻碍其参与的方面（例如，物理特征和社会态度）。

# 第五节　辅助技术和器具的选用流程及评定

## 一、信息采集

在初次评定之前，专业人员（包括康复治疗师、康复辅助器具适配师）应首先收集患者的基本信息，对患者及其照料者或共同生活的家庭成员的基本情况有初步的认知。信息采集的内容包括：患者的基本情况（性别、教育背景、文化程度、工作等）；患者的健康及疾病情况；患者的家庭成员及照料者的基本情况（性别、教育背景、文化程度、工作等）。

## 二、初次评定

信息采集后，就可以进入首次评定阶段。在本阶段，第一步是根据患者及相关人员（照料者和家庭成员）对日常生活活动的关注程度，确认患者的需求。第二步是对患者的功能进行评定，包括运动功能、感觉功能、认知交流情况。

### （一）确定需求

确定患者的需求和目标，这是为患者提供合适的辅助技术和器具的前提，也是衡量最终结果有效性的基础和依据。专业人员根据患者需求确定辅助技术和器具将要解决的问题，并设定目标，然后为患者完成相应的功能评定，包括组成评定小组，确定需要评定的工具和设备。

需求的确定，包括确定患者希望参与的自理活动、工作和休闲活动，以及患者对辅助技术和器具的期望和偏好。对于有辅助技术和器具使用经历的患者，我们还要确定其使用习惯。

在明确了患者需求后，需要对患者进行更进一步的评定，包括功能、参与和环境的评定。

### （二）功能评定

**1. 感觉功能**　专业人员需要确认患者的感觉功能，包括视觉、视知觉、听觉和触觉。

躯体感觉分为浅感觉、深感觉和复合感觉。浅感觉包括痛、温、触压觉；深感觉包括关节位置觉、运动觉和振动觉；复合感觉包括两点辨别觉、皮肤定位觉、实体觉和体表图形觉。两点辨别觉是为评估患者能否正确区分体表是一处或同时两处刺激的能力，评估时给予刺激，需同时施力，用力均等。对于脊髓损伤患者，我们需要着重评定其触觉功能。触觉的感知能力各不相同，从感知轻刺激的能力到感知可能有害的深层压力。这种触觉功能在坐位时尤为重要。温度感知使个体能够感知冷热，这一功能的评定对于脊髓损伤的患者来说，亦尤为重要。如果个体不能感知温度过高或过低，极易造成严重的伤害。痛觉是指对有害刺激进行检测和反应的能力，常通过给予尖锐的（如针刺）或钝的（深压）刺激加以评估。本体感觉或关节位置感觉是指关节或肢体如何在空间中定位。肌肉、肌腱和关节中的感受器提供相关肢体在空间中的位置和如何在空间中运动的信息。

**2. 运动功能**　躯体运动功能评定的总体目标是确定患者参与活动时运动功能的情况、参与活动及使用辅助器具时的运动控制能力。运动功能基本评定内容包括关节活动度、肌力、肌张力和强制性运动。

（1）关节活动度和肌力：在考虑患者对自身和器具的控制能力时，关节活动度的评定是重要的，与关节活动度相关的是肌力评定。肌力的评定可按等级划分为：不能独立移动；无重力移动；能够对抗重力移动；对抗不同程度的阻力。

（2）肌张力和反射：肌张力和强制性运动的存在是神经系统疾病患者重要的考虑因素。患者的体位会影响动作，肌张力评定需使患者在各类功能体位时进行，特别是俯卧、仰卧、坐和站。强制性运动和反射的评定，是为了确定其对患者的活动参与情况的影响。主要的反射或强制性的动作包括不对称和对称的强直性颈反射、强直性迷路反射、伸张反射和抓握反射。

姿势控制能力是指患者在任何体位下均能将头和躯干维持在一条直线上的能力。在评定不同体位完成运动的能力时，很重要的一点是要全面且有针对性地了解患者的情况，并依据其平衡和体位控制能力选择适当的评定方法，以确定患者在特定体位工作时所需的支撑程度及运动能力。

（3）平衡能力：对坐位和立位平衡的评定，治疗师会观察患者在这些体位下保持平衡和恢复平衡的能力。坐位平衡的评定包涵三种情况，分别是：无手支撑位，患者可以在不用手支撑的情况下保持平衡和进行活动；手支撑位，患者需要单手或双手支撑才能保持坐位平衡；支撑位，患者需要额外的支撑（靠背）才能维持坐位平衡。坐位平衡是坐位和移动能力评定的一个重要组成部分。

（4）手功能评定：手指和手腕的评定包括生理和功能两个方面。在进行肌力、关节活动度和肌张力评定之后，大多数治疗师会观察患者在进行诸如进食、捡硬币或游戏棋子等活动时的手部活动情况。这类评定方法有 Sollerman 手 ADL 能力测试和 Jebsen 手功能测试。Sollerman 手 ADL 能力测试用于测试手完成 20 项 ADL 的能力，评定指标是患者完成 20 项活动需要的时间与采用的捏握方式，左右手均需评定。Jebsen 手功能测试由写字、翻卡片、捡拾小物品放入容器内、模仿进食、堆放棋子、移动大而轻的物品和移动大而重的物品 7 项活动组成。多数四肢瘫痪手功能评定方法是专门用于评定手功能重建和手部神经修复手术前后的手部功能（如运动能力量表和抓放试验）。

（5）运动计划能力：是一种高阶运动功能，涉及对复杂运动功能的执行。运动计划是成功使用所有辅助技术和器具的关键。运动计划能力的评定包括要求患者演示在有或无实际工具的情况下如何使用一个常用工具（如钢笔或锤子），还可以要求患者描述如何使用特定的工具或设备。检测和修正执行运动过程中所出现的错误，是运动计划能力的另一个方面。

3. **环境**　所需进行评定的环境包括物理环境、社会环境、文化环境等。如果条件允许，首选在患者家中进行评定，这样有利于对患者在家庭中使用辅助技术和器具的真实情况做出评定。如果不能进行实地评定，则需要在评定过程中进行讨论。诚如评定移动器具是否适合在家庭中使用是重要的，评定其他辅助器具（如通信辅助设备，计算机，电子活动等日常生活设备）是否适合在家庭中使用同等重要。

（1）物理环境：包括环境中物理方面和各个环境间的转移，专业人员需要确定辅助器具的使用环境。通常，会有一个常用环境，即设备在大多数时间被使用（例如家庭、工作场所、学校）的地点。还有不常用环境，即设备很少被使用（例如社区设置）的地点。在常用环境中，确定患者日常进出建筑物的通道是很重要的，患者在建筑物通道内的日常活动包括通过门、在某房间内通行、上下楼梯；患者在家庭中对其他关键设施的使用情况也很重要，如卫生间、浴室等。另外，还要注意家中的安全隐患，比如可能导致患者摔倒的障碍物。

环境中影响辅助技术应用的物理元素包括光线、温度和噪音。光会影响显示器的使用。室内光线，无论是来自人工光源还是天然光源，都可以使人们更容易看到显示器。然而，过多的光线则可能导致屏幕眩光。极端的温度可能会影响设备的正常运行。噪声同样会影响某些设备的使用，例如，噪音会使语音识别系统的可靠性降低，也会影响患者对语音输出的分辨。

对于便携式设备，特别是移动设备，设备的转移方式也是需要考虑的因素。例如，某些电动轮椅可能无法装进改装货车（因为轮椅本身的体积过大）。如果需要从车上装卸设备，如何实施搬运也很重要。

（2）社会环境：是在该环境中的个体及他们与患者之间的关系。该环境中的个体，比如家庭成员、照料者、教师、同学或同事等，他们可能与患者有密切或定期的接触；还有其他个体，可能接触较少。这些个体的行为和态度会对患者使用辅助技术和器具产生重大影响。

在社会环境中，脊髓损伤患者的主要照料者及其个人能力是需要重点考虑的因素。例如，一个老年脊髓损伤患者，其照料者通常是其配偶，而且很大可能也是老年人，那么，这类照料者也可能出现与年龄相关的某些功能蜕化，这也使他们的照料活动充满了挑战。比如，年长的照料者可能无法胜任辅助患者使用移动设备，或者不具备使用辅助电子设备的知识。

（3）文化环境：脊髓损伤患者的文化背景及其对辅助技术和器具的接受和使用的影响。评定尤其应该考虑患者的文化观点，以及它如何影响家庭对患者个人的看法。例如，一个患者，他的家庭可能认为他不应该被期望是独立的，所以他可能会拒绝使用辅助技术和器具，而仅依赖家人获得日常活动帮助；同样，一个高度重视独立性的患者也可能排斥辅助技术，会视其为软弱或懒惰的结果。

#### 4. 辅助技术和器具的匹配

（1）确定与患者的需求和能力相匹配的器具：即根据患者的需求确定提供的辅助技术和器具的类别范围。同一类别的辅助器具种类多样，若让患者全部试用后再作选择并不现实，所以我们要根据患者身体功能的评定结果及患者的偏好和使用习惯进一步选择适合他们的辅助器具。辅助器具的提供方式可以是成品、改制品或者设计的定制品。无论是哪种方式，都要遵循与患者的需求和能力匹配的原则。

（2）测试设备与患者的匹配程度：即测试辅助技术和器具是否与患者的需求、目标、能力及使用环境相匹配。测试应尽量让患者在各种使用环境中进行体验，以尽可能全面达到患者的需求和目标。测试过程中应考虑的因素包括：①设备是否容易学习使用；②患者的使用能力和设备在家庭中的可移动性；③设备的舒适度；④初步确定该设备是否帮助患者实现他的目标。辅助技术和器具的使用应该是适合患者，而不是让患者去适应器具。

## 三、建议和报告

评定结束时，专业人员需要采用书面报告形式总结评定期间收集到的信息，并对辅助技术和器具的设计提出建议。书面报告综合了评定过程，提供了适用于患者使用器具所需技能的摘要，并对将并入器具的一般特征进行了描述。该总结之后是专业人员对器具提出的具体建议，包括描述、设备名称（如果适用）、制造商名称、需要进行的各种修改及成本。书面报告也包括对软技术的建议，比如，患者在应用器具前应训练出来的能力、在应用器具后进行使用培训，以及将技术融入个人环境的策略。最后，书面报告还会针对建议提出相应的实施计划。

## 四、实施

提出建议和报告之后，便进入实施阶段。这个阶段包括购买器具（商用款或制造特定款），对器具进行修改、安装和调试，以使器具适合患者的需求和目标，以及培训患者和照料者使用器具。

## 五、追访

患者开始使用辅助技术和器具后，人们很容易认为干预已经完成。然而，这种看法是完全错误的，辅助技术和器具的使用标志着其有效性评定的开始。追访包括对器具有效性的评定、操作培训的提供和患者的使用策略与后期目标和需求的变化，以及新器具的使用和其他问题。

## 六、再评定

康复治疗师对技术和环境干预（technology and environment intervention，TEI）结果的评定从记录患者的基本表现开始，这些表现可能是在没有器具或环境干预的情况下进行的，也可能是在使用当前或过时的器具或环境干预时进行的。作业治疗评定可以用来获得诸如速度、准确性、可靠性、疲劳和耐力等表现技能的信息。传统的评定也可用于评定环境特征对表现的影响。评定可用于确定主要的物理环境，在每个环境中做了什么，环境之间如何过渡，是否每个环境都是无障碍的，以及环境中家具和其他物品的可利用性。一旦基本表现评定完成，如有必要，应根据患者所确定的作业和环境，对患者的座位和位置需求进行审查。

（赵爽）

# 附：轮椅的分类、评估与适配

轮椅（wheelchair，W/C）是脊髓损伤患者常用的行动辅助器具之一。脊髓损伤患者如能选择到合适的轮椅，获得与自身情况相契合的轮椅功能，则便于维持或促进其独立生活的能力。由于脊髓损伤患者的功能丧失程度和生活需求等均具有个体差异性，恰当地选择轮椅可以在满足患者基本需求的前提下满足其潜在需求。此外，合适的轮椅还有利于帮脊髓损伤患者预防压疮、关节挛缩等问题。本节将总体介绍轮椅的种类、构造、评定适配流程、脊髓损伤患者选用轮椅的原则及评定内容等，有利于脊髓损伤患者、康复工作者及辅助器具适配人员了解选配轮椅的相关知识。各节段脊髓损伤患者适合哪种轮椅及如何选择和使用轮椅，均可以参考相关内容。

## 一、常用轮椅的分类

由于脊髓损伤患者的需求相对多样化，现有轮椅也呈现个性化、功能化和模块化的发展趋势，如何选择能满足需求的轮椅便成为每一位患者最为关心的问题。目前，我国辅助器具市场上销售的常见且适用于脊髓损伤患者的轮椅，大部分均属于2016 年发布的第六版 ISO 9999 中辅助器具产品分类"活动和参与的个人移动及转移辅助产品"中的"人力轮椅车""动力轮椅车"和"轮椅车配件"。

**1. 人力轮椅车**　通常称为手驱动轮椅车，以下简称"手动轮椅"。手动轮椅是为脊髓损伤患者提供带有座位支撑系统和轮子，由脊髓损伤患者通过残存的上肢功能或由照料者推动以达到移动目的的辅助器具。

按照功能分类：脊髓损伤患者常用的手动轮椅按照功能进行分类可分为普通轮椅（附图 -1），功能型轮椅（附图 -2），运动式生活轮椅（附图 -3），运动轮椅（附图 -4），高靠背轮椅（附图 -5），靠背可倾躺轮椅（附图 -6），高靠背整体可倾躺轮椅（附图 -7），护理轮椅（附图 -8），姿势保持轮椅（附图 -9），便携式轮椅（附图 -10）。

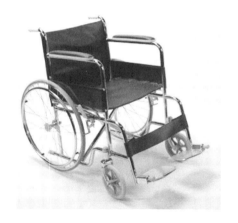

附图 -1 普通轮椅

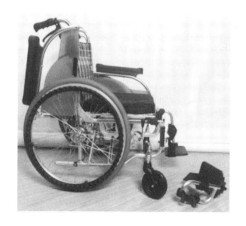

附图 -2 功能型轮椅

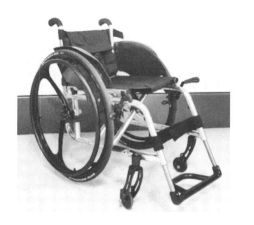

附图 -3 运动式生活轮椅

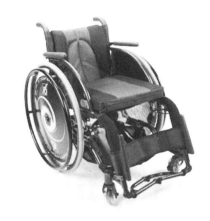

附图 -4 运动轮椅

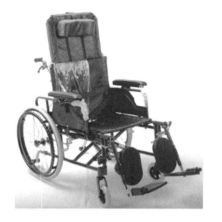

附图 -5 高靠背轮椅

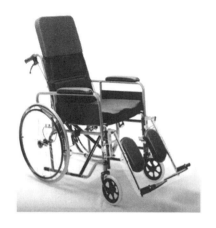

附图 -6 靠背可倾躺轮椅

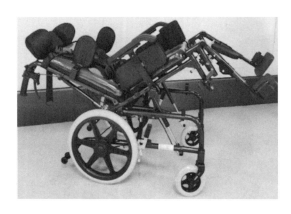

附图 -7　高靠背整体可倾躺轮椅

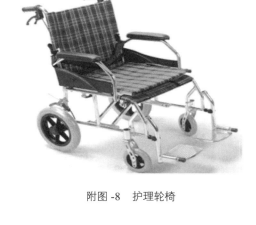

附图 -8　护理轮椅

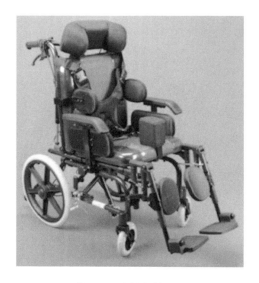

附图 -9　姿势保持轮椅

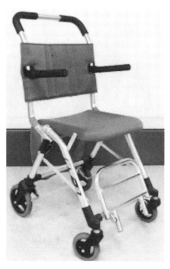

附图 -10　便携式轮椅

**2. 动力轮椅车**　通常称为电动轮椅车，以下简称"电动轮椅"。电动轮椅是一种供高位脊髓损伤患者（如 C4 节段脊髓损伤患者）乘坐的，通过电力驱动的辅助器具。这种轮椅配有座位支撑系统、轮子，并依靠控制器实现自行操控或由照料者操控。

电动轮椅按照功能可以分为以下若干类，包括基本型（附图 -11），中轮驱动型（附图 -12），前轮驱动型（附图 -13），站立型（附图 -14），座位升高型（附图 -15），靠背倾躺型（附图 -16），整体倾躺型（附图 -17），多功能型（附图 -18），他人操控型（附图 -19），爬楼型（附图 -20）。

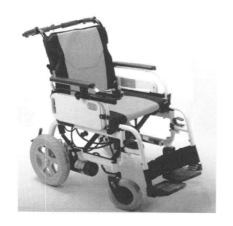

附图 -11 基本型

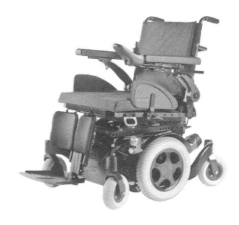

附图 -12 中轮驱动型

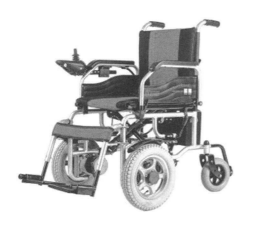

附图 -13 前轮驱动型

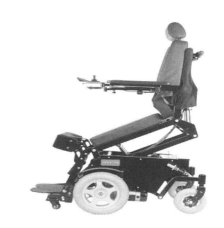

附图 -14 站立型

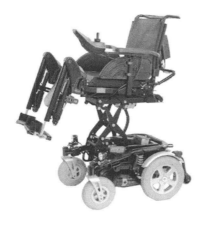

附图 -15 座位升高型

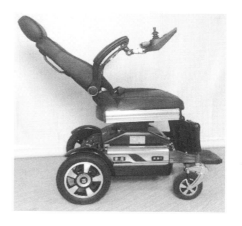

附图 -16 靠背倾躺型

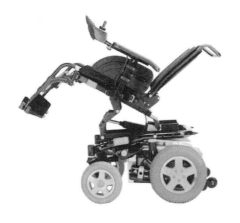

附图-17 整体倾躺型

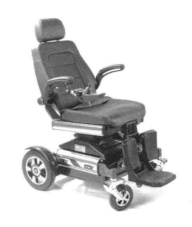

附图-18 多功能型

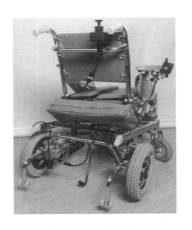

附图-19 他人操控型

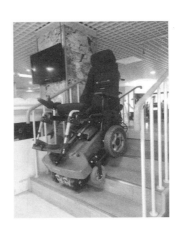

附图-20 爬楼型

**3. 轮椅车配件** 常见轮椅车配件主要分为两类：电动轮椅控制器和手动轮椅推进装置。

（1）电动轮椅控制器：通常情况下，电动轮椅采用单侧摇杆控制器。如果患者有特殊需求，可以根据患者的实际需求和情况适配其他操控模式的控制器，包括下颌控制器（附图-21）、呼吸控制器（附图-22）、按键控制器等（附图-23）。

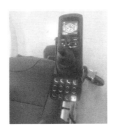

附图-21 下颌控制器

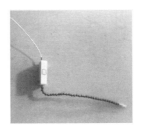

附图-22 呼吸控制器

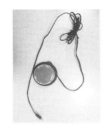

附图-23 按键控制器

（2）手动轮椅推进装置：为了增加手动轮椅的移动距离，或在无法使用人力进行驱动等情况下，需要为手动轮椅配置电力或燃油等驱动方式的外接设备，这类设备通常为定制或对应固定的产品型号。推进装置包括外接驱动机头（附图 -24）和外接后轮驱动器（附图 -25）。

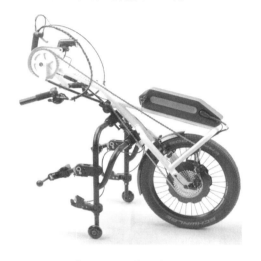

附图 -24　外接驱动机头

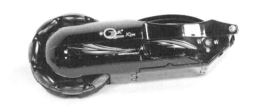

附图 -25　外接后轮驱动器

## 二、常用轮椅的基本结构

## （一）手动轮椅

功能型轮椅（附图 -26）在具备最基本的轮椅构成系统的同时，还具备可拆卸的部件，使其成为辅助器具市场上最常见的手动轮椅，以下就以功能型轮椅为例，简要介绍手动轮椅的基本构成。手动轮椅由四个基本系统构成：身体支撑系统（附图 -27）、驱动系统（附图 -28）、制动系统和支架系统（附图 -29）。

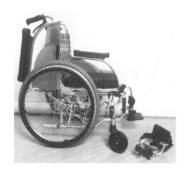

附图 -26　功能型轮椅

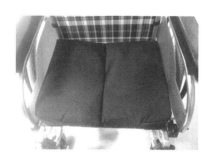

附图 -27　身体支撑系统

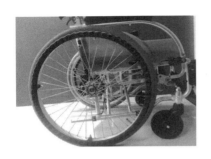

附图 -28　驱动系统

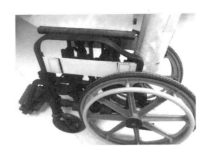

附图 -29　制动系统和支架系统

**1. 身体支撑系统**　由座面、靠背、扶手、脚踏板组成，为患者身体的各对应部位提供必要的支撑以稳定和保持患者的坐姿。一般情况下，脊髓节段损伤平面越高，对应的轮椅靠背就越高。不能保持坐姿的患者，则采用定制的靠背和座面来进行坐姿的保持。

（1）座面（附图 -30）：

平面：采用硬质材料，支撑力较强，常见于带坐便器的轮椅。

曲面：材料具有一定的延展性，易于折叠，比较舒适。

张力带：可依据患者身体情况进行调节，易于均压。

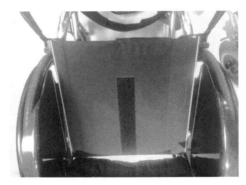

附图 -30　座面

（2）靠背（附图 -31）：

曲面：材料具有一定的延展性，易于折叠，比较舒适。适用于轻度姿势缺陷患者的躯干支撑。

张力带：可依据患者身体情况进行调节，易于均压。可提供较为贴合的支撑，适用于中度姿势缺陷患者。

定制：具有完全贴合背部畸形的特点，提供最好的均压和支撑效果。

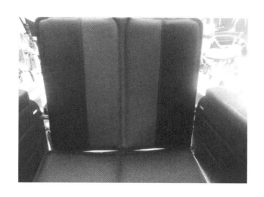

附图 -31　靠背

（3）扶手（附图 -32）：

固定：具有稳定的结构。

可拆：可拆卸的扶手方便照料者对患者进行辅助侧向转移，须由照料者进行扶手的归位操作。常见于高靠背护理型轮椅。

后掀：可后掀的扶手方便患者进行侧向转移，并可由患者自行进行扶手的归位操作。

进桌型：扶手远端采用直角梯形设计（远端斜边），方便轮椅进入桌内。

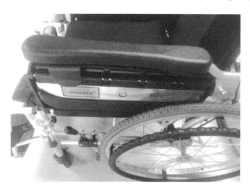

附图 -32　扶手

（4）脚踏（附图 -33）：

固定：具有稳定的结构。

可拆：可拆卸的脚踏方便照料者对患者进行辅助侧向或正向转移，须由照料者进行脚踏的归位操作。常见于高靠背护理型轮椅。

旋后：可旋后的脚踏方便患者进行侧向或正向转移，并可由患者自行进行脚踏的归位操作。

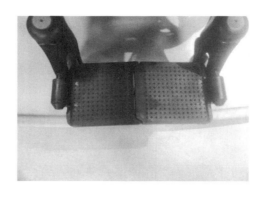

附图 -33　脚踏

**2. 驱动系统**　由驱动轮、轮胎、轮辐、手圈、转向轮、推行把手构成，可由患者自行以上肢驱动操作或由照料者推行操作。通过驱动系统的传导，轮椅能够进行前进、后退、转向、回转等模式运动，以到达患者的目标位置。

（1）驱动轮（附图 -34）：

自行驱动型：有手圈，驱动轮直径较大，重量较重，约 51~66cm（即 20~26 英寸）。

他人推动型：无手圈，驱动轮直径较小，重量较轻，约 35cm（即 14 英寸）。

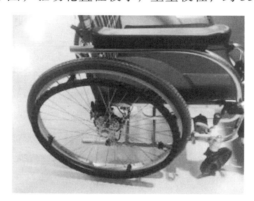

附图 -34　驱动轮

（2）轮胎（附图 -35）：

充气橡胶胎：较常见的轮胎，价格较低。分外胎和内胎两部分，内胎容易破损，须经常维护。滚动性随胎压降低而降低。减震效果优良，质量也较轻。对使用环境要求较低，适用于不同路面。

实心橡胶胎：使用寿命长，无需维护，价格偏高。滚动性能随磨损情况增加而降低。减震效果较差，质量较重。对使用环境要求较高，适用于平整路面。

空心橡胶胎：采用镂空工艺，使用寿命较长，无需维护，价格偏高。滚动性能随磨损情况增加而降低。减震效果优于实心橡胶胎，质量较实心橡胶胎偏轻。对使用环境要求较高，适用于平整路面。

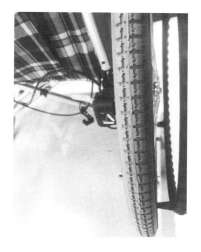

附图 -35　轮胎

（3）轮辐（附图 -36）：

辐条式：最为常见的轮辐形式，整体较轻，制造工艺比较简单。常用铝合金材料或钢制材料。这类轮依靠若干根支条的张力支撑，当支条的张力不均时，会影响驱动效果且缩短轮的使用寿命，故需要经常对支条进行维护和保养。可替换单支破损支条，修理费用较低。

塑模式：通常是根据患者的需求订制，整体较重，制造工艺较为复杂。常使用镁合金、铝合金、聚氯乙烯（PVC）、玻璃纤维、碳纤维等材料，美观性较高，价格也较高。这类轮无需维护，不需调节张力，亦不会影响驱动效果，破损时整体更换即可。

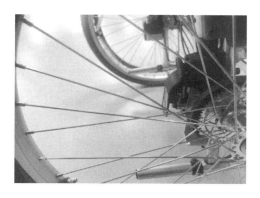

附图 -36　轮辐

（4）手圈（附图-37）：患者自行驱动轮椅的唯一装置，安装于驱动轮外侧。手圈的直径会影响患者驱动轮椅所需的力量和行驶速度，一般地，手圈直径越小，所需驱动轮椅的力量越大，在相同驱动频率下行驶的速度越快；手圈直径越大，所需驱动轮椅的力量越小，在相同驱动频率下行驶的速度越慢。通常情况下，手圈直径较驱动轮直径小5cm。手圈常使用铝合金和塑料等材料，根据患者的使用习惯和具体情况会在手圈上增加特殊涂层，如橡胶皮、橡胶垫、波形轮等附加配件以增加摩擦力，或增加凸起物来辅助推进。

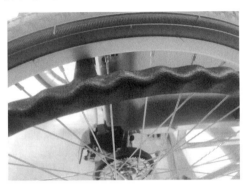

附图-37　手圈

（5）转向轮（附图-38）：转向轮又称为脚轮，常见脚轮的轮胎为实心橡胶材料，轮辐为塑模聚氯乙烯（PVC）材料。脚轮的直径约5~20cm，脚轮越大，轮椅跨越障碍的能力越强，但转向灵活性降低；脚轮越小，轮椅跨越障碍的能力越弱，但转向灵活性越高。每个脚轮包含横轴、竖轴两个轴承，竖轴影响脚轮的转动，横轴影响脚轮的转向。脚轮无需保养，损坏后可整体更换，轴承需定期保养，如清理粘着物及油污、添加润滑油等。

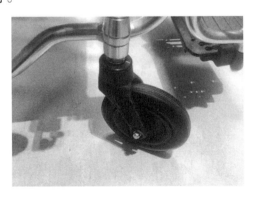

附图-38　转向轮

（6）推行把手（附图-39）：照料者推轮椅时使用的部件。也可以在为患者进行减压操作时，对其进行保护。

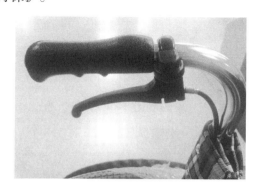

附图-39 推行把手

**3. 制动系统** 由行车制动器和／或驻车制动器组成。其主要功能是通过闭合制动器使轮椅减速或驻停，打开制动器则使轮椅继续驱动。

（1）行车制动器（附图-40）：推行把手上安装的行车制动器通常是与驻车制动器相连接的。护理型轮椅在此基础上会增加独立的脚踏制动器，以增加操作安全性。

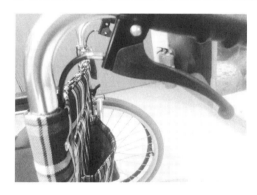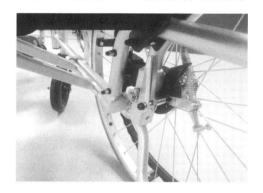

附图-40 行车制动器

（2）驻车制动器（附图-41）：常见的驻车制动器分为肘节式与分档式两种。肘节式对轮胎的压缩量是预设和固定的，操作简单，仅需推拉即可锁定和打开。分档式对轮胎的压缩量可自行调节，更为安全可靠，但操作较为复杂，需要实时调节，制动时需要将操作杆嵌入凹槽才能制动。制动器可增加

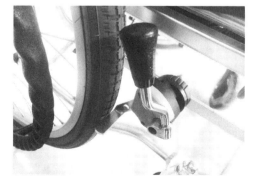

附图-41 驻车制动器

延长杆，供上肢力量不足的患者使用，但如果需要侧向转移时，制动器任何部件不得超过坐面高度。

**4. 支架系统**　支架系统是连接身体支撑系统、驱动系统和制动系统的主要连接和承重部件。其常用材料为钢、铝合金、钛镁合金等，根据患者的不同需求也可订制其他材料。主要分为固定结构和折叠结构两种。

（1）折叠支架（附图 -42）：可进行轮椅的纵向折叠，方便收纳。但轮椅的质量较大、部件较多，容易在连接部位出现损坏。

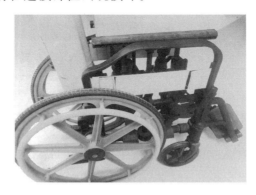

附图 -42　折叠支架

（2）固定支架（附图 -43）：无法进行折叠，常见为悬臂设计。重量较轻，部件较少，为整体结构，不会产生部件的损坏，但出现断裂等情况需焊接或整体更换。

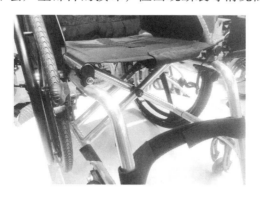

附图 -43　固定支架

## （二）电动轮椅

由于市场上电动轮椅的种类较多，为更好地体现其结构特点，下文仅以基本型和多功能型轮椅为例。

电动轮椅主要部件分为：供电系统、动力系统、电力控制系统、支架系统、姿势支撑系统。由于供电、传动、电力控制系统具有通用性，以下进行统一说明。

1. **供电系统** 包含电池和充电器。市场上常见的电池分为铅酸电池和锂电池两种，电池寿命用尽的情况下需联系厂家或自行购买同一型号的电池更换。充电器仅可对应单一电池使用，不可混用，若充电器损坏，应联系原厂家购买。

铅酸电池：重量较重，续航里程较长，可以乘机托运，低温环境对电池容量影响较大。

锂电池：重量较轻，续航里程相对于铅酸电池较短，不可乘机托运，低温环境对电池容量影响较小。

2. **动力系统** 包含驱动电机、驱动轮、推行手柄和脚轮。通过电机将电池中的电力转换为动力传动至驱动轮，通过驱动轮和脚轮使轮椅实现前进、后退、转向。在电动轮椅无法使用电力的情况下，可关闭电机开关切换为人力推行模式。

3. **电力控制系统** 包括控制器单元、中央控制单元和连接线。电力控制系统的工作原理是，由患者操作控制器单元将电信号通过连接线传导至中央控制单元，实现左右电机的开合，从而操控动力系统。

控制器单元由摇杆、按键和集成电路组成。基本型电动轮椅的按键仅有提速、降速和喇叭。多功能型电动轮椅的按键还包含姿势支撑系统的调节功能，如座位升降、靠背倾斜、座面倾斜、脚踏板倾斜等。控制器单元的摇杆可以根据患者身体情况进行订制，但需要由专业机构或专业技师进行评定和改造，一般可选择额头控制、下颌控制、按键控制等。

4. **支架系统**

基本型电动轮椅的支架系统较轻便，易携带，易收纳。通常设计为可折叠支架，座位高度较低，电池为后背电池或侧板电池，外置中央控制单元和双侧独立电机，配置推行扶手，具有可整体改造空间。

多功能型电动轮椅的支架系统较重，不易携带收纳，功能性强，续航里程远。通常设计为基座式底盘，内有内置电池、中央控制单元、驱动电机、升降电机等，配置推行横杆和牵引挂钩，仅可改造外接电子设备和控制器单元。

5. **姿势支撑系统**

（1）基本型：通常由绷布（可折叠）或硬质（不可折叠）座面和靠背组成，不带有任何可维持患者身体姿势的配件。

（2）多功能型：整体型座位系统，患者可通过控制器单元调节靠背倾躺角度、整体倾躺角度、脚踏角度和高度；而靠背高度和座位宽度、深度则可以委托专业机构或厂家进行手动调节，且他们还可以根据患者需求为多功能型电动轮椅提供模块化的姿势保持装置，包括不同型号的头枕、胸托、支撑型靠背、胸带、骨盆带、定制型坐垫、外展板、分腿器、小腿托、小腿带、脚踏板、足跟带等。

## 三、轮椅评定与适配的流程

下文所述的流程为《中国残疾人辅助器具中心轮椅评定与适配服务流程》（以下简称流程），适用于取得辅助器具服务技能中级以上、执业医师资格证明的专业人员，或中国残疾人联合会及医疗系统内专业评定机构的相关人员。本流程对实际工作应用仅起参考作用，可根据个人、单位或机构的实际工作情况进行相应调整或修改。流程包含以下 10 项内容。

**1. 接待建档**　通过线上、线下等模式由患者或照料者（以下简称用户）联系评定机构，由专业人员接待并了解用户的基本情况和需求，建立初步的电子档案，与用户预约进行评定的时间和地点，将电子档案和评定时间地点提交给相关的专业人员。

**2. 评定服务**　由一名或多名专业人员对用户进行基本信息的核实，比如确认患者可享受省、区、市、县相应等级的残疾人福利；对用户进行身体尺寸的测量；对用户的身体功能、现存疾病、基本需求、潜在需求、居家环境、生活环境、出行环境等必要信息进行问询，并利用评定表进行详细记录。

**3. 制定适配方案**　根据评定服务填写的评定表，专业人员或团队经研讨后出具初步的适配方案，包括辅助器具适配建议、作用、价格等用户关注的信息。适配方案须同用户进行协商，如双方均无异议，用户须签字确认；如用户有不同适配建议，在证实用户的建议能满足其需求的前提下可对其予以支持，否则须向用户详细说明原因并征求意见，若用户坚持其适配建议，则需在适配清单标注说明情况，经用户签字确认，并在标注内容上按手印确认。所有的适配报告均须以打印的形式完成，且须经执行适配的专业人员和用户双方签字方可生效。

**4. 产品采购、订制或改制**　在适配方案生效后便可开始进行产品的购置，将方案内全部辅助器具所需金额告知用户并收取相应费用。方案中涉及的辅助器具如已在市场上销售即可下单采购，如需订制或改制，则应委托专业制造师或制造厂家并约定交货时间，且任何购置形式均须提供厂家正规发票。所购置的产品应统一发送到评定适配机构，产品收齐后，须按照适配方案核对厂家是否完全按照方案要求提供产品，如完全符合要求便可开始性能检验，如不符合，则待更换到符合要求的产品后再进行性能检验。检验合格可将产品与发票一并交付用户试用。

**5. 性能检验**　包括安全性能检查、需求功能检查、身体符合性能检查、环境符合性能检查等 4 项。

（1）安全性能检查：对采购、订制或改制的产品质量进行检查。检查中应注意产品在使用过程中能否达到安全标准，各配件是否已安装到位，是否存在使用中的操作风险，总体质量是否达到国家或行业标准。如产品不符合，则需要更换。

（2）需求功能检查：产品是否能良好、安全、顺畅地满足用户的基本需求，能否良好、安全、顺畅地满足用户的潜在需求。如产品不符合，则需要更换。

（3）身体符合性能检查：产品是否符合用户的身体尺寸，是否存在因尺寸不合适而产生二次伤害的风险。如产品不符合，则需要更换。

（4）环境符合性能检查：产品能否满足用户的居家、生活及出行环境的要求，是否存在因产品原因导致二次伤害的风险。如产品不符合，则需要更换。

**6. 指导训练**　产品的各项性能检验通过后，专业人员需安排用户到指定地点进行产品试用，并就如何正确、安全地使用辅助器具，与使用过程中有可能发生的危险和突发情况对用户进行指导。用户在接受过上述内容的指导后，还要进行辅助器具实际操作的训练，按照要求，用户应掌握辅助器具的基本操作、配件的使用和安装、发生危险与突发情况时的自我保护、零部件的简单更换与维修、辅助器具的日常保养等。

**7. 产品交付**　对用户完成指导与训练后，专业人员或团队便可将产品交付用户，对交付的产品进行拍照并填写产品交付单，由用户签字确认。

**8. 定期回访**　产品交付后，专业人员或团队按照 1 周、2 周、1 个月、6 个月、1 年的时间间隔分别对用户进行线上、电话或线下回访。回访的主要内容包括了解产品的使用情况、用户的使用反馈、存在的问题、是否发生二次伤害等。专业人员或团队还须制作回访记录，如为线上回访则留存聊天记录截图，如为电话回访则留存录音，如为线下回访则做好文字记录并由用户签字确认。

**9. 后期维护**　产品交付后，若在使用过程中产品出现了较大程度的损坏，用户需联络专业人员进行鉴定，以查明损坏原因。如因用户使用不当所致，则由用户承担维修费用，如属于产品自身质量问题且在质保期内，则应由厂家承担维修费用。

**10. 档案封存**　回访两次或三次后且产品未出现任何问题的情况下，专业人员应将该用户的所有纸质档案封存，电子档案转至专用存储设备，以防用户个人资料外泄。

## 四、轮椅的选择与评定内容

脊髓损伤患者选择轮椅的主要原则是，根据患者的损伤节段、残存功能、坐位平衡能力、心肺功能、体能、使用环境、使用目的等因素来选择适合其当前肢体情况和个人需求的轮椅，并在评定适配后使患者在借助轮椅的情况下能够实现回归社会的最终目标。由于本节为对轮椅的评定，患者的站立及行走能力不在评定范围之内。

**1. 评定患者情况**

（1）基本信息：包括姓名、性别、年龄、出生年月、身高、体重、残疾证号、联系电话、紧急联系人、紧急联系人电话、邮寄地址、主要疾病、并发症、致病时间、致病原因、其他慢性疾病、沟通能力、认知能力、理解能力、基本视听能力、个人诉求、曾经使用辅具经历、可享受国家、省、地、县或乡镇等各级相应的辅助器具的福利政策。

（2）生活环境：包括居家环境、活动环境、交通环境三部分。

①居家环境：家庭面积、通行宽度、家居布局、家具摆放及无障碍改造情况。

②活动环境：日常活动范围、就学就业情况、活动范围内路面情况、无障碍设施配置情况及日常活动时间等。

③交通环境：如需远距离移动时乘坐何种交通工具、交通复杂程度、路面情况及辅助器具使用环境等。

（3）身体功能：为了在充分发挥患者残存肢体功能的同时避免已丧失功能的部位发生二次损伤，应对患者的已丧失和残存功能分别进行全面细致的了解，并在评定过程中进一步发掘患者的潜在能力，积极引导患者在主观层面充分发挥自身残存功能。

已丧失肢体功能：根据患者自述，并结合患者病历和经专业人员实际徒手或器械测量情况，初步判断患者已丧失或部分丧失的肢体功能。主要包括运动功能、感觉功能、血液循环功能、神经功能、压疮等级和压疮风险等。

残存肢体功能：

①坐姿能力：上肢自由活动时能长时间保持坐姿；上肢自由活动时不能保持坐姿；需要有双侧上肢扶持才能保持坐姿；需要他人协助才能保持坐姿；完全无法保持坐姿。

②上肢能力：如患者在上肢自由活动时能长时间保持坐姿时，需对其双上肢活动能力分别进行单独评定，包含肩、肘、腕、手所有关节的活动度和肌肉力量，同时手部还需评定精细操控能力。另外，还需对患者的脊柱活动能力进行评定，包含颈、胸、腰各脊柱节段的控制能力，如前倾、后倾、左倾、右倾、左旋、右旋。

如患者在上肢自由活动时不能保持坐姿或需要有双侧上肢扶持才能保持坐姿时，仅需对其双上肢活动能力进行单独评定。

如患者需要有他人协助才能保持坐姿或完全无法保持坐姿时，仅需对其进行腕和手部关节活动度、肌肉力量和精细控制能力的评定。

③转移能力：患者在使用轮椅的过程中，会经常涉及转移操作，分为自我转移、辅助器具自我转移、他人协助转移和他人转移。根据患者身体活动能力，可选择相应的转移方式。

（4）轮椅尺寸：确定轮椅尺寸需要对患者身体尺寸进行测量。测量前，患者需要先转移到特定评定椅或没有靠背的凳子上。如果患者能独立保持坐姿，则需要其在身体能力允许的前提下最大限度地接近正常坐姿。如果患者不能独立保持坐姿，则需要专业人员协助患者在不造成损伤的前提下最大限度地接近正常坐姿。

（5）正常坐姿：患者的双侧肩峰连线、双侧髂前上棘连线、双侧膝连线均需与地面保持水平，髋关节、膝关节、踝关节均屈曲 90°。

①座位宽度：臀部两侧最宽位置的实际测量数值 +5cm。

②座位深度：臀部最后侧到腘窝的实际测量数值 −3cm。

③靠背高度：根据身体功能评定情况选择靠背高度，分为高靠背：按照肩峰到座面的实际测量数值；普通靠背：按照肩胛下角到座面的实际测量数值；低靠背：按照胸骨柄下缘到座面的实际测量数值。靠背高度根据实际情况进行选择。

④座位至脚踏板高度：腘窝至鞋底的实际测量数值 +3cm。左右两侧均需测量。

⑤扶手高度：肘关节屈曲 90°，鹰嘴到座面的实际测量数值。左右两侧均需测量。

异常坐姿评定：指患者能独立保持坐姿，但因其下肢、臀部、背部肌肉或骨骼发生病变，导致其无法保持正常坐姿的情况。在进行评定的过程中，每一项内容都需要进行关节活动性能的检查（指当关节无法进行主动运动时，能否进行被动运动），并绘制简图，在图中需要对异常位置进行简要标注说明。

①骨盆：包括前倾、后倾、左倾、右倾、左旋、右旋。

②脊柱：包括前倾、后倾、左倾、右倾、左旋、右旋、节段前凸、后凸。

③双侧肩关节：内旋、外旋、内收、外展、上提、下抑。

④双侧髋关节：内收、外展、内旋、外旋、屈曲受限、伸展受限。

⑤双侧膝关节：屈曲受限、伸展受限。

⑥双侧踝关节：背屈、跖屈、内翻、外翻。

⑦其他特殊情况。

**2. 评定轮椅及配件**

（1）轮椅的初步选择：对上述情况进行详细评定后即可初步选择轮椅的种类。可供选择的种类主要有手动轮椅和电动轮椅。

手动轮椅：普通轮椅属于基本型轮椅，仅满足患者的移动需求。功能型轮椅，在满足患者移动需求的前提下还可满足其转移需求。运动式生活轮椅适用于上肢力量、坐姿稳定性和平衡能力均较强的患者，这种轮椅驱动性能较高，较其他轮椅更加省力，转向灵活性亦更好。运动轮椅为专用轮椅，通常情况下为订制产品。高靠背可倾躺轮椅适用于坐姿稳定性较差或髋关节伸展受限的患者，可调节靠背角度以使患者保持坐姿或半坐姿。高靠背整体可倾躺轮椅适用于有坐姿保持和预防压疮需求的高位脊髓损伤患者。护理轮椅适用于完全无法保持坐姿且有照料者协助的高位脊髓损伤患者。姿势保持轮椅适用于完全无法保持姿势且具有可活动关节脊柱变形的高位脊髓损伤患者。便携式轮椅的设计更便于患者临时使用。

电动轮椅：普通型为仅带有电力驱动的基本型电动轮椅。中轮驱动型电动轮椅具有较小的回转半径，逾越障碍能力较弱，常见于室内使用。前轮驱动型电动轮椅具有更好的逾越障碍的能力，适用于障碍较多的环境使用，但其旋转半径较大，常见于室外使用。站立型电动轮椅通常适用于以站立位来促进血液循环的患者。座位升高型电动轮椅常用于需要经常发言、讲话、汇报等情况的患者。靠背倾躺型电动轮椅适用于髋关节伸展受限的患者。整体倾躺型电动轮椅适用于有预防压疮需求的患者。多功能型电动轮椅综合了座位升高、靠背倾躺、整体倾躺的功能，适用于各类需求的重症患者。他人操控型电动轮椅适用于无法独立操作电动轮椅的患者。爬楼型电动轮椅适用于不可避免且经常需要通过楼梯路段的患者。

（2）坐垫的初步选择：根据患者的情况，可选择海绵、充气、凝胶和复合坐垫（附图-44）。如果患者下肢情况较为复杂，涉及严重的关节和肌肉变形，则需要根据患者实际情况订制坐垫（附图-45）。

①海绵坐垫：普遍使用的坐垫，减压效果和包容性适中。

②充气坐垫：减压效果较好，但包容性较差，适用于坐姿稳定性较好的患者。

③凝胶坐垫：减压效果和包容性均较好，适用于坐姿稳定性一般的患者。

④复合坐垫：根据患者需求进行订制的模块化坐垫，可利用不同材料改变减压效果和包容性能。

⑤订制坐垫：适用于下肢关节和肌肉严重变形的患者。减压效果和包容性均很好，但无法直接采购，需要向专业技师或厂家订制。

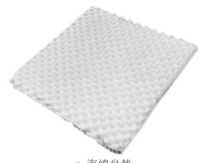
a. 海绵坐垫

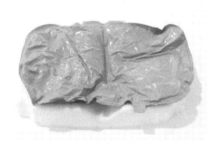
b. 复合坐垫

附图-44 轮椅坐垫

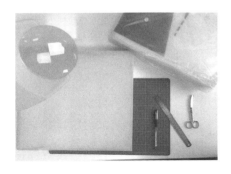

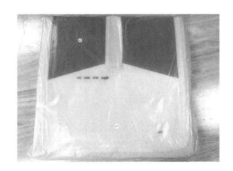

附图-45 定制坐垫

（3）姿势保持配件的初步选择：患者无法依靠自身力量维持坐姿，或由于骨骼肌肉病变导致异常姿势而影响其呼吸和消化等功能时，需要对其轮椅增加配件来帮助患者保持正常坐姿。可选择的配件有：头枕，胸托，胸部安全带，骨盆带，外展板，分腿器，小腿托，小腿带，足托，足跟带（附图 -46 至附图 -54）。

A. 头枕：矫正或支撑无法控制的头部或颈椎前倾、后倾、侧倾和旋转。

B. 胸托：矫正或支撑脊柱活动性侧倾和侧凸。

C. 胸部安全带：矫正或支撑脊柱活动性旋转、前凸和后凸，及脊柱的前倾和后倾。

D. 骨盆带：矫正或支撑骨盆活动性屈曲受限、伸展受限、侧倾和旋转。

E. 外展板：矫正或支撑髋关节的外展和外旋。

F. 分腿器：矫正或支撑髋关节的内收和内旋。

G. 小腿托、H. 小腿带：矫正或支撑膝关节的屈曲受限和伸展受限。

I. 足托：矫正或支撑踝关节的背屈、跖屈、内翻和外翻。

J. 足跟带：预防膝关节痉挛性挛缩导致的足部滑落。

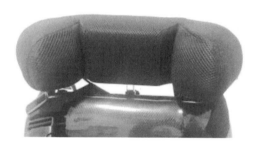

附图 -46　头枕

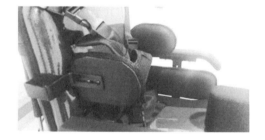

附图 -47　胸托

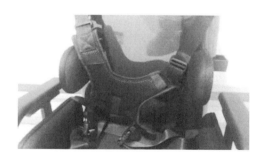

附图 -48　胸部安全带

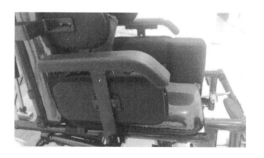

附图 -49　外展板

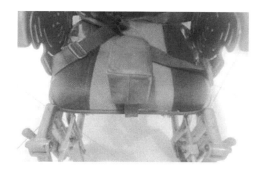

附图 -50 分腿器

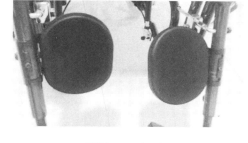

附图 -51 小腿托

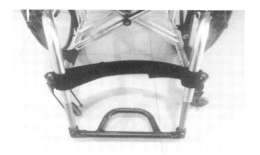

附图 -52 小腿带

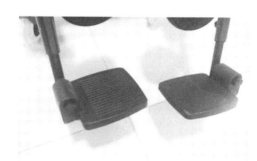

附图 -53 足托

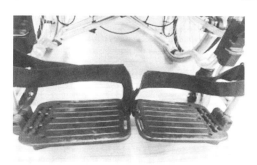

附图 -54 足跟带

附表 1：轮椅适配评定表

## 附表 1　轮椅适配评定表

地区：　　　　　编号：

### 1. 基础信息（用于 A 和 B 评定）

姓名：　　　　　　　　　年龄：
性别：男□　女□　　　　身高：　　米　　　　　　　　体重：　　千克
联系电话：　　　　　　　地址：　　　　　　　　　　　邮编：
身份证：　　　　　　　　残疾证：　　　　　　　　　　残疾等级：
致残时间及原因：

### 2. 身体情况（用于 A 和 B 评定）

脑性瘫痪□　脊髓灰质炎□　脊髓损伤□　脑卒中□
截肢：右大腿□　右小腿□　左大腿□　左小腿□
骨关节损伤□　肌肉萎缩症□　体弱□　痉挛或不受控制运动□　失禁□　肌张力高□
肌张力低□　髋关节脱位□　癫痫□　疼痛□
其他：

### 3. 轮椅车使用的活动和环境情况（用于 A 和 B 评定）

使用轮椅车能做的事和最想做的事：
主要活动和场所：家中□　小区□　户外及公园□　医疗□　就学□　就业□　运动□
每天使用的距离：1 千米以内□　1~5 千米□　5 千米以上□
每天使用的时间：1 小时以内□　1~3 小时□　3~5 小时□　5~8 小时□　多于 8 小时□
面临的主要环境：狭小的家庭空间□　蹲厕□　坐厕□　泥泞的道路□　沙石或不平路面□
环境中的台阶□　进入课桌或工作台□　空间内灵活转动□　其他：
主要移位方式：独立站位□　独立坐位□　协助站位□　协助坐位□　使用移位机□
其他：

### 4. 现有轮椅车使用情况（用于 A 评定和 B 轮椅车基本结构的评定）

使用中□　状况良好□　能够支撑体位□　能够满足活动需求□　能够满足环境需求□
暂停使用□　弃用□　停用和弃用的原因：

### 5. 身体功能评定（用于 A 评定和 B 轮椅车基本结构的评定）

坐姿能力：能坐直□　活动状态下保持平衡□　静止状态下保持平衡□　双手扶持状态下维持平衡□
驱动能力：肌力□　部位：耐力□　潜在功能：
驱动方式：手动轮椅车□　双臂□　手足□　双足□　他人□
其他：
电动轮椅车□　手部□　上臂□　头颈部□　足部□　其他：
安全保障能力：认知力□　感知力□　判断力□　记忆力□
压疮风险：曾经有□　目前有□　属于1□　2□　3□　4□期：
多长时间：

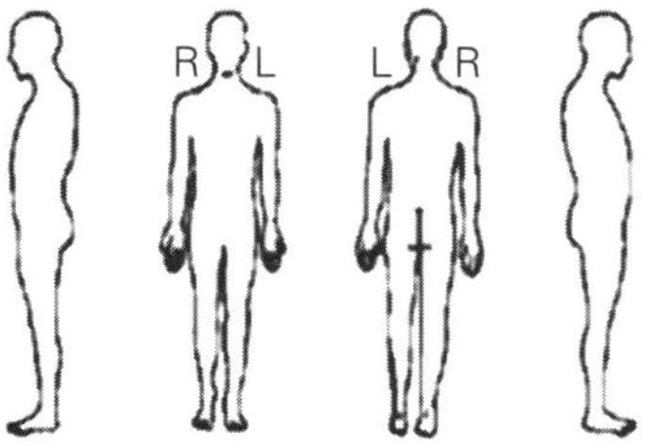

图 A-1

在图 A-1 中标记：无感觉 /// 患过压疮（现有压疮）
潜在风险：感觉障碍□　活动障碍□　潮湿□　不良姿势□　营养不良□
皮肤老化□　衰老□　骨突□　患过或患有压疮□　（有其中三项，评定为压疮风险）

## 6. 与轮椅车基本结构相关的身体尺寸测量（用于 A 评定和 B 轮椅车基本结构的评定）

| 轮椅车部位 | 身体测量（参见图 A-2） | | 测量值（mm） | 轮椅车尺寸（mm） |
|---|---|---|---|---|
| 座椅宽度 | A 臀部两端最宽的距离 | | | |
| 座椅至脚踏或至地面的高度 | B 手驱：腘窝处至足底的距离<br>B 足驱：腘窝处至地面的距离 | 左 | | |
| | | 右 | | |
| 座椅深度 | C 臀后部至腘窝处的距离 | 左 | | |
| | | 右 | | |
| 标准靠背 | E 座面至肩胛下角的距离 | | | |
| 低靠背 | D 座面至胸腔下缘的距离 | | | |
| 高靠背 | F 座面至肩峰的距离 | | | |
| 扶手高度 | 座面至肘部屈曲 90° 状态下的距离 | | | |

## 7. 异常坐姿评定（用于 B 评定）

| | 异常坐姿状况 | | | 异常坐姿调整（模拟支撑） | | |
|---|---|---|---|---|---|---|
| 部位 | 正常 | 否 | 描述 | 僵硬 | 可调 | 描述 |
| 骨盆 | ☐ | ☐ | 前倾☐　后倾☐<br>侧倾☐　旋转☐ | ☐ | ☐ | |
| 躯干 | ☐ | ☐ | 前倾☐　后倾☐<br>侧弯☐　旋转☐ | ☐ | ☐ | |
| 肩部 | ☐ | ☐ | 内旋☐　内收☐　外旋☐<br>外展☐　上提☐　下抑☐ | ☐ | ☐ | |
| 肩部 | ☐ | ☐ | 内旋☐　内收☐　外旋☐<br>外展☐　上提☐　下抑☐ | ☐ | ☐ | |
| 左髋 | ☐ | ☐ | 内旋☐　内收☐　外旋☐　外展☐<br>屈曲＞90°☐　＜90°☐ | ☐ | ☐ | |
| 右髋 | ☐ | ☐ | 内旋☐　内收☐　外旋☐　外展☐<br>屈曲＞90°☐　＜90°☐ | ☐ | ☐ | |
| 左膝 | ☐ | ☐ | 屈曲＞90°☐　＜90°☐ | ☐ | ☐ | |
| 右膝 | ☐ | ☐ | 屈曲＞90°☐　＜90°☐ | ☐ | ☐ | |
| 左踝 | ☐ | ☐ | 背屈☐　跖屈☐<br>内翻☐　外翻☐ | ☐ | ☐ | |
| 右踝 | ☐ | ☐ | 背屈☐　跖屈☐<br>内翻☐　外翻☐ | ☐ | ☐ | |

续表

| 绘图及照片 | | 绘图及照片 | |
|---|---|---|---|
| | | | |

8.手模拟、材料模拟对异常坐姿调整的说明：包括使用的方法、位置、方向、力度和结果等

9.与姿势支撑装置相关的身体尺寸测量（用于 B 评定）

| 姿势支撑装置 | 身体测量（参见图 A-2） | | 测量值（mm） | 轮椅车尺寸（mm） |
|---|---|---|---|---|
| 骨盆侧支撑（内侧） | A 臀部两端的距离 | | | |
| 胸托的宽度（内侧） | G 胸廓之间的距离 | | | |
| 胸托的高度 | H 座面至腋下的高度距离 | 左 | | |
| | | 右 | | |
| 骨盆后支撑 | I 座面至骨盆髂后上棘的高度距离 | | | |
| 分腿装置宽度 | J 坐姿状态双膝间的距离 | | | |
| 头枕高度 | K 座面至枕骨的距离 | | | |
| 坐垫骨盆支撑部位的深度 | L 臀后部至骨盆前端的距离 | | | |

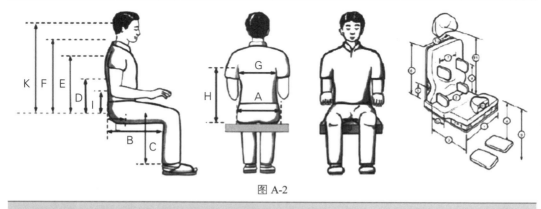

图 A-2

10.备注及说明（用于 A 和 B 评定）

审核：　　　主评：　　　日期：

附表 2：轮椅车适配方案

**附表 2　轮椅车适配方案**

地区：　　　　　编号：

#### 1. 基础信息（用于 A 和 B 方案）

| 轮椅车使用者 | | 编号 | |
|---|---|---|---|
| 评定日期 | | 评定师 | |

#### 2. 轮椅车类型（用于 A 和 B 方案）

| 手动轮椅车 | 自驱□　普通□　轻质□　固定□　折叠□　可倾躺□　可整体倾斜□　他驱□<br>附加姿势支撑装置□　改制□　其他： |
|---|---|
| 电动轮椅车 | 类型：后轮驱动□　前轮驱动□　中轮驱动□　座位可升降□　可站立□　可倾躺□<br>可整体倾斜□　附加姿势支撑装置□　改制□　其他：<br>操作控制：右手□　左手□　左腿□　右腿□　右脚□　左脚□　头颈部位□<br>摇杆□吹吸气□按键□　改制□　其他： |

#### 3. 轮椅车主要尺寸（用于 A 和 B 方案）　　　　　（mm）

| 座位宽度 | | 座位深度 | | 座位高度 | | 靠背高度 | |
|---|---|---|---|---|---|---|---|
| 扶手高度 | | 轴距 | | 总体尺寸 | | 其他 | |

#### 4. 轮椅车主要部件要求（用于 A 和 B 方案）

| 车架 | 材料：钢制□　铝合金□　　驱动轮位置：标准□　前置□　后置□　其他： |
|---|---|
| 椅座 | 软座□　硬座□　平面□　曲面□　张力可调□　其他： |
| 靠背 | 软座□　硬座□　平面□　曲面□　张力可调□　其他： |
| 脚踏支架 | 固定□　可拆□　可旋后□　角度：　其他： |
| 脚踏板 | 单片整体□　两片分离□　角度可调□　前后可调左右可调□　其他： |
| 扶手 | 长扶手□　近桌型□　宽扶手□　固定□　可拆□　可掀后□　高度可调□<br>其他： |
| 驱动轮 | 充气□　实心□　实心镶嵌□　快速拆卸□　轴距可调□　直径：　　宽度： |
| 脚轮 | 充气□　实心□　材质：　直径：　宽度： |
| 驱动手圈 | 金属□　PVC□　波浪花纹□　缠裹或附着增大摩擦材料□　其他： |
| 手推把手 | 手闸□　高度： |
| 制动 | 短杆□　加长杆□　推动制动□　拉动制动□　其他： |
| 其他部件 | 小腿带□　踝带□　足跟带□　桌板□　其他： |
| 改制 | 给出改制部件的图纸、技术要求和说明 |

#### 5. 座垫类型和要求（用于 A 和 B 方案）

填充物：平面□　曲面□　海绵□　充气□　流体凝胶与海绵组合□　固体凝胶□　其他：
外套材料：

续表

| 6. 姿势支撑装置主要尺寸（用于 B 方案） | | | | | | | （mm） |
|---|---|---|---|---|---|---|---|
| 胸托宽度 | | 胸托高度 | 左右 | 胸托深度 | 左右 | 头枕高度 | |
| 分腿垫 | | 骨盆侧支撑 | | 骨盆后支撑 | | 其他 | |

**7. 姿势支撑装置类型及要求（用于 B 方案）**

座椅与靠背支撑

| | | | | | | |
|---|---|---|---|---|---|---|
| 座垫 | 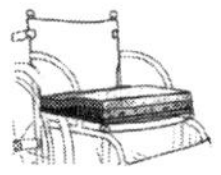 身体下滑□ | 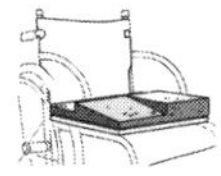 一侧髋屈曲 < 90° □ | 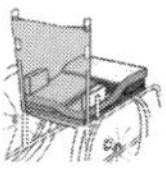 骨盆旋转□ | 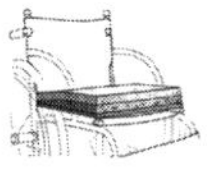 髋屈曲 > 90° □ | 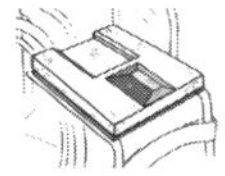 髋部内旋□ | 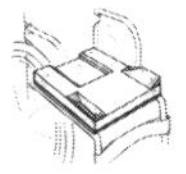 髋部外旋 □ |
| 靠背垫 | 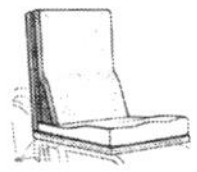 骨盆后倾，髋屈曲< 90° □ | 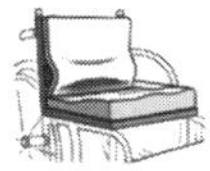 骨盆后倾□ | 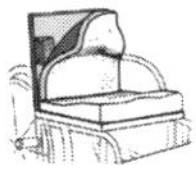 躯干侧倾□ | | | |

骨盆、髋部、躯干、头部等支撑装置

| | | | |
|---|---|---|---|
| 头枕 | 平面□ 曲面□ 枕骨支撑□ 后、侧支撑□ 四点定位支撑□ | 骨盆带 | □ |
| 胸托 | 平面□ 曲面□ 轮廓型□ | 分腿垫 | □ |
| 胸部安全带 | 肩带□ H 型□ 蝴蝶型□ 背心式□ | 骨盆侧支撑 | □ |
| 其他 | | | |

绘制姿势支撑装置加工图纸

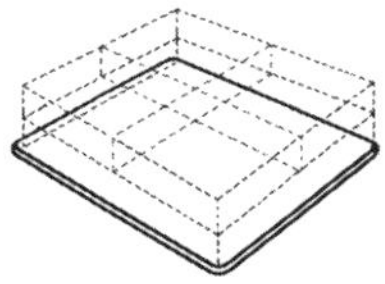 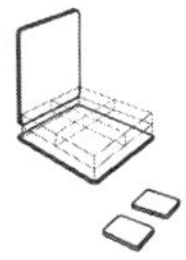

**8. 相关辅助器具适配（用于 A 和 B 方案）**

移乘板□ 移乘带□ 助行器□ 拐杖□ 其他:

**9. 需要提供的技术指导（用于 A 和 B 方案）**

| | | | |
|---|---|---|---|
| 轮椅车的操作技能 | □ | 轮椅车使用的减压技术与压疮预防 | □ |
| 轮椅车的移位技能 | □ | 在家中进行轮椅车的维护保养 | □ |
| 轮椅车的越障技能 | □ | 其他 | □ |

**10 备注及说明（用于 A 和 B 方案）**

（邱睿铮　张红涛）

第三章

# 颈髓损伤辅助器具的应用

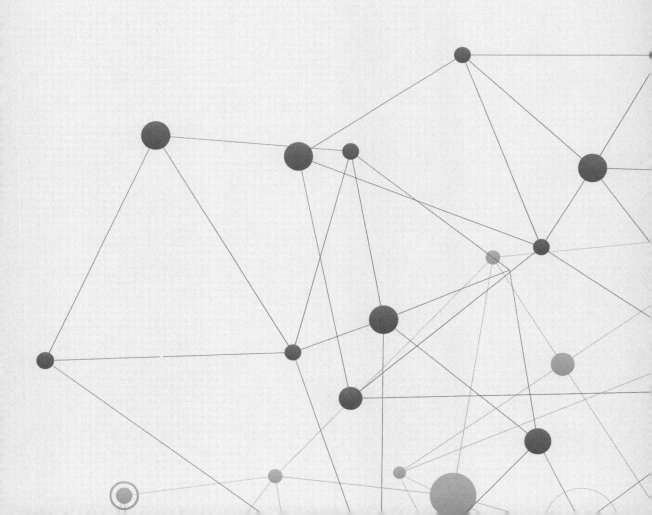

颈髓损伤是指 C1 ~ C8 节段之间的脊髓损伤。一般情况下 C1 ~ C3 节段之间完全性脊髓损伤生存下来非常困难，而 C4 水平及以下位置损伤的患者因为存在自主性呼吸，生存下来的概率非常大，但是他们将面临的是高位截瘫，也称为四肢瘫痪。四肢瘫痪患者损伤水平及存在的活动能力不同，需要的代偿方式也不同，日常生活康复目标也有着本质的区别。

在制定康复目标时，不仅要考虑患者的客观病情和残存肢体功能对生活自理能力的影响，还要考虑患者年龄、性别、生活环境及患者和家人的期望等因素。大部分颈髓损伤患者需要依靠辅助器具而完成自理活动，故在制定康复目标时还要考虑相关辅助器具的购置、政策、制度及家庭和社会的支持等。

本章主要是以不同节段完全性颈髓损伤的患者为例介绍脊髓损伤辅助器具的选择与应用。不完全性脊髓损伤患者的残存肢体功能恢复是不可预测的，且不对称，患者的恢复程度更为个体化，更难预测，在适配辅助器具时可以参照完全性脊髓损伤的原则来选择和应用。

# 第一节　功能障碍特点

## 一、C4 及以上平面损伤

C1 ~ C3 节段完全性脊髓损伤患者可能出现膈肌瘫痪，可能只有部分神经（C3）支配，需要使用呼吸机。患者仅存在面部及颈部肌肉的神经支配，可做咀嚼、吞咽、较弱的呼吸运动及头颈部自主活动，其他日常生活和护理需求则完全依赖他人帮助。

大多数 C4 平面损伤的患者在急性护理期间需要辅助通气，随着膈肌功能恢复，有些患者能够自主呼吸。有些患者虽然膈肌功能尚存，但是由于肋间肌和腹肌瘫痪，患者仍然处于呼吸不全的状态，多数情况下还是需要辅助呼吸器以增强呼吸的稳定性。

C4 平面损伤患者的主要残存肌肉功能来自胸锁乳突肌、斜方肌、肩胛提肌及膈肌。患者残存的自主性活动有头部活动、肩胛骨上提及自主性呼吸运动；其双上肢自主活动丧失，置于身体两侧，坐位平衡能力丧失。C4 平面损伤患者的其他活动能力明显受限，日常生活需完全依赖他人帮助。

## 二、C5 平面损伤

C5 平面损伤患者的三角肌、肱二头肌、肱肌、肱桡肌等仍具备功能，可以完成肘关节屈曲、前臂旋后、肩关节旋后、肩关节外展 80°~90° 等动作，还可以触碰面部。但 C5 平面损伤患者肩关节周围部分肌肉失去神经支配，如肩内收肌群、后伸肌群、内旋肌群、外旋肌群的力量都有明显下降，再加上肱三头肌、腕部及手部功能丧失，会严重影响上肢的各种功能性活动。借助向下重力可完成肩关节内收、内旋动作，以及前臂旋前动作。

C5 脊髓损伤节段支配的关键肌肉是三角肌和肱二头肌，因此，损伤早期以强化三角肌和肱二头肌等的肌力训练为主。可以通过使用滑轮系统、桌面滑板、悬吊装置、活动臂支架和生物反馈神经肌肉电刺激等方式提高双上肢残存肌力。

## 三、C6 平面损伤

C6 平面损伤患者的主要残存肌肉功能来自背阔肌、前锯肌、胸大肌、桡侧腕伸肌及旋前肌群。肩胛骨的固定能力有明显改善，肩关节可内收，腕关节可背伸。此平面损伤患者的屈指肌是瘫痪的，但出现了良好的伸腕功能，因此患者已经部分或是全部具有了体位和姿势转移、驱动轮椅、独立进食、书写等能力。

## 四、C7 平面损伤

C7 平面损伤患者的肩胛近端和肩部肌肉，如肩袖、三角肌和肱二头肌的神经支配更充分，并增加了肱三头肌、腕屈肌及手指伸肌的神经支配功能。故患者肩部、上肢的支撑能力都比较充分，肱三头肌功能存在则上肢可以举过头顶，坐位平衡能力也明显改善，手指能够伸展，可实现部分生活自理。

## 五、C8 平面损伤

C8 平面损伤患者保留了拇指和其余各手指屈肌活动能力，上肢力量良好，粗大活动和大部分的精细活动能力都已出现，能够使用筷子独立进食、自己穿脱衣物、独立完成转移动作等。

表 3-1 总结了颈髓损伤的运动水平、关键肌肉及可实现的运动。

表 3-1　颈髓损伤运动水平、关键肌及可实现的运动一览表

| 脊髓节段 | 关键肌 | 可实现的运动 |
|---|---|---|
| C1~C4 | 面部和颈部的部分肌肉受脑神经支配，功能保留完整<br>膈肌（C3、C4、C5 神经支配） | 讲话<br>咀嚼<br>吸吮<br>吹气<br>耸肩（提肩胛骨） |
| C5 | 肱二头肌、肱肌、肱桡肌、三角肌、冈下肌、大小菱形肌、小圆肌、大圆肌 | 屈肘、前臂旋后、肩外旋、肩外展和肩前屈到 90° |
| C6 | 桡侧腕伸肌、冈下肌、背阔肌、胸大肌（锁骨部）、旋前圆肌、前锯肌、小圆肌 | 肩关节屈曲、伸展、内旋、内收<br>肩胛骨外展、旋前、上回旋<br>前臂旋前<br>伸腕 |
| C7 | 拇长伸肌、拇短伸肌、手指伸肌、桡侧腕屈肌、肱三头肌 | 肘关节伸展<br>腕关节屈曲<br>手指伸展 |
| C8 | 指外在屈肌、尺侧腕屈肌、拇长屈肌、拇短屈肌、指内在屈肌 | 屈指 |

# 第二节　矫形器的选择与应用

## 一、颈部矫形器

外力损伤是造成脊髓损伤的常见原因。脊椎受伤后，任何不恰当的脊椎外力都可能会造成神经组织进一步损伤。因此，若怀疑脊髓损伤，在急救阶段可用颈部矫形器，如颈圈、脊柱背板等急救用具的固定装置使患者保持平卧体位，避免转运中出现脊髓二次损伤。颈部矫形器可选择软海绵围领（图 3-1）或塑料围领。软海绵围

领多使用聚氨酯泡沫塑料填充，外包棉布外套，用尼龙搭扣调节松紧。软海绵围领本身没有限制颈椎运动的作用，但是由于这种围领与颈部皮肤的接触会形成一种限制运动感觉的提示，因此，当颈椎出现运动时，颈部皮肤会有感觉，而促使患者自觉地限制颈椎运动。

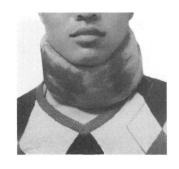

图 3-1　软海绵围领

一旦患者情况稳定，对颈椎损伤还应进行有效的固定。硬性式塑料围领（图 3-2）多用薄的聚乙烯塑料板制成，边缘镶有塑料海绵。硬性式塑料围领多为预制品，可分为一般的塑料围领和可调节的塑料围领。可调节的塑料围领分上下两层，可以调节围领的高度。这种围领由于控制颈椎的杠杆短，只能限制脊椎的屈曲运动，而对脊椎的后伸、侧屈、旋转运动的限制作用很小。

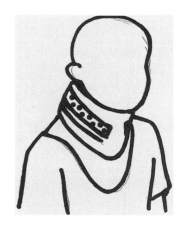

图 3-2　硬性式塑料围领

早期颈椎内固定手术后，患者多应用颈胸矫形器来牵引固定颈椎（图 3-3）。颈胸矫形器是一种杆式颈椎矫形器，由金属板或塑料板内衬塑料海绵制成的托板与一些固定带构成。此种矫形器由于胸板下缘可位于胸骨剑突水平，控制杠杆较长，故具有较好的颈椎屈曲控制作用，但颈椎后伸控制作用弱。

不稳定的颈椎骨折和颈椎骨折术后患者可以选用哈罗式颈胸矫形器（图 3-4）。这种矫形器分上下两部分：上部为一个带四个不锈钢顶尖螺丝的颅骨环，颅骨钉尖端穿透颅骨的外板，固定头颅；下部为一个热塑性塑料板模塑的胸部背夹（包括胸托板和背托板）。颅骨环与胸部背夹之间以四根带螺杆的立杆相连，这些杆的长度都是可调的，能很好地固定头部。

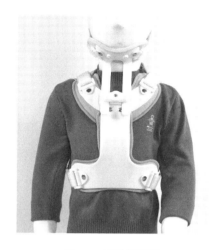

图 3-3　颈胸矫形器

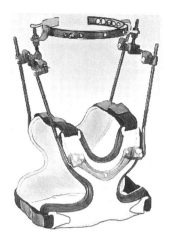

图 3-4　哈罗式颈胸矫形器

脊髓损伤手术后需要根据术后脊髓损伤部位的稳定情况选用矫形器。通常情况下，患者在骨折愈合阶段便需要同步进行坐位、立位的功能训练。许多颈髓损伤患者在开始坐位训练时，还需要颈部保护，佩戴颈椎矫形器，这时多选用费城围领。费城围领是用聚乙烯泡沫塑料板与附加的硬塑料板增强条制成的预制品，分前后两片。这种围领可以与颈部全面接触，为颈椎提供轻度的运动限制（图 3-5）。

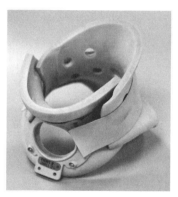

图 3-5　费城围领

## 二、上肢矫形器

上肢矫形器是利用现代工程学原理与技术，替代和补偿已丧失或残存的功能，使上肢尽可能发挥其作用的一类矫形器。

上肢矫形器的主要功能包括：预防肌肉过度牵张；矫正畸形；预防关节挛缩；支持腕关节和手指处于功能位；增强肌力；改善功能。

颈部脊髓损伤的患者上肢功能重建需要上肢矫形器的辅助。综合康复小组、医生等专业人员有责任根据患者的脊髓损伤平面、上肢功能、活动限制等因素，为患者制定全面康复计划，确定上肢矫形器的需求、处方。明确需求后，矫形器装配人员或者作业治疗师选择合适的上肢矫形器的类型，进行产品设计、适配。待患者初步完成装配上肢矫形器后，治疗师要对患者进行系统的使用训练，使其增强对上肢矫形器的信赖，同时要评定上肢矫形器的使用效果，在使用过程中要根据患者实际情况和需求对上肢矫形器进行及时调整，并做好随访工作。

**1. 手功能位矫形器**　C4 及以上平面损伤患者的最主要目标是预防关节挛缩，一旦发生挛缩将严重影响患者个人卫生和护理，故在损伤早期便应鼓励并协助患者规律地进行四肢关节的被动活动。患者常因肩关节产生疼痛性挛缩，手部也会出现浮肿与挛缩，及时进行向心性按摩、气压治疗、淋巴引流、压力治疗等，可以起到良好的效果。对相关肌肉已经出现因痉挛而引起的肌张力过高的部位，除了需要每日进行数次关节牵张和被动活动外，还可以佩戴矫形器予以预防。预防关节挛缩所佩戴的矫形器不宜对关节进行较大范围扩张，所选用的矫形器类型取决于最可能出现的挛缩姿势。

C4、C5 平面损伤患者无抬腕功能，在非功能性姿势下，其腕关节及手指会变得僵硬。这种典型的非功能姿势包括手腕屈曲、掌指关节伸直、指间关节屈曲（呈爪状姿势）、远端横弓平坦等。如果长时间维持这种姿势，患者的掌指关节侧旁韧带及近端指关节副板韧带会出现缩短，治疗师应为患者设计出安全固定的摆位来预防韧带短缩和关节挛缩。

临床上最普遍也最常用的是手部功能性休息位矫形器（Functional Resting Splint）（图 3-6）。此类矫形器从前臂开始将手腕伸直 20°~40°，手指都摆位在掌指关节屈曲 70°~90°，拇指固定在外展或对掌姿势，以此预防掌指关节伸直及近端指间关节屈曲挛缩的问题。

另外，也可以制作成接近手的功能位矫形器，即手腕伸直 20°~35°，掌指关节屈曲 45°~70°，指间关节屈曲 10°，拇指伸直外展。

如果没有条件制作此类矫形器，也可以让家属购买有腕背伸功能的简易运动护腕来保持腕关节及手指的良好位置（图 3-7）。

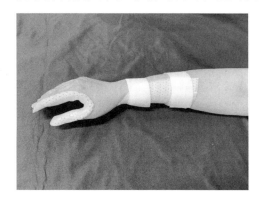

图 3-6　手部功能性休息位矫形器

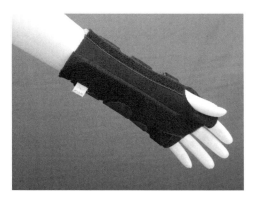

图 3-7　腕背伸功能运动护腕

**2.活动式手臂支撑架**　C4、C5平面损伤患者的上肢残存肌力弱，无法对抗重力做出上肢上举动作，他们可以使用活动式手臂支撑架（图3-8）增加上肢的活动范围。活动式手臂支撑架（Mobile Arm Support），又称平衡式前臂矫形器（Balanced Forearm Orthosis，BFO），其近端可以安装在轮椅或桌子上，有2个可以水平活动的轴及1个在前臂托板中央下方垂直活动的轴。患者可利用肩关节屈曲、伸直、外展和内收等动作来带动无阻力水平移位，再利用肩关节的外旋来维持前臂的平衡及控制上下移位，完成进食、书写、敲击电脑键盘等日常生活活动。

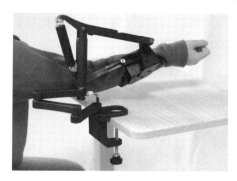

图3-8　活动式手臂支撑架

**3.腕关节驱动式夹持矫形器**　C6平面损伤患者的腕关节伸肌功能尚可（一般能达4级），前臂旋前、腕关节及掌指关节的关节活动度正常，拇指、示指间无挛缩；伸指、屈指肌均无主动活动。腕关节驱动式夹持矫形器（图3-9）利用屈肌腱固定术的原理，即以腕关节背屈为动力使示指、中指的掌指关节被动屈曲，与拇指成对掌位，完成夹持动作。

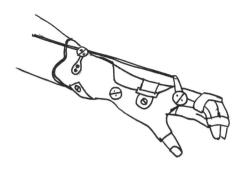

图3-9　腕关节驱动式夹持矫形器

在穿戴腕关节驱动式夹持矫形器时应注意：①矫形器腕关节的位置是否与解剖学的腕关节一致；②矫形器掌指关节的位置与解剖学掌指关节的一致；③拇指与示

指、中指形成对掌位；④拇指与示指间的皮肤不受压迫；⑤尺骨茎突不受矫形器的压迫；⑥前臂近位端的固定带不妨碍前臂的旋前、旋后运动；⑦前臂远位端的固定带松紧合适；⑧掌弓支条能横向支撑掌弓。

**4.长对掌矫形器**　适用于腕关节无背伸功能的 C4、C5 平面损伤患者，其作用主要是可以保持拇指与其他四指，尤其是与示指、中指的对掌位。矫形器可延长到前臂，以将腕关节固定于特定肢位（图 3-10）。

**5.短对掌矫形器**　适用于 C6、C7 平面损伤患者，此类患者存在腕关节背伸功能，但无法完成拇指与其他四指，尤其是与示指、中指的对掌位（图 3-11）。

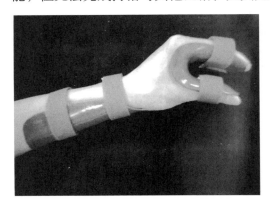

图 3-10　长对掌矫形器

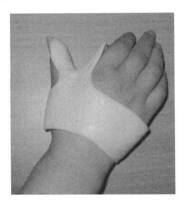

图 3-11　短对掌矫形器

## 三、下肢矫形器

**1.下肢功能位矫形器**　颈髓损伤后，患者的肢体痉挛模式和痉挛程度不完全相同，下肢出现髋关节屈曲、内收挛缩，膝关节屈曲挛缩和足下垂畸形，预防性治疗主要包括牵伸和被动活动。因此，患者在早期卧床期间可以选择踝足矫形器（图 3-12），以维持踝关节于 90° 位来预防踝关节跖屈挛缩。

踝足矫形器多采用聚乙烯板材或聚丙烯板材，以患者小腿、足部石膏阳模为模具，应用真空模塑工艺制成。这种矫形器能够很好地与

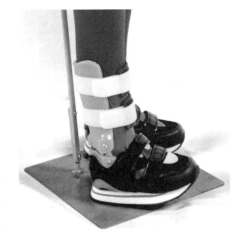

图 3-12　踝足矫形器

肢体全面接触，重量轻、易清洁、外观好、容易穿脱。

穿戴踝足矫形器的频率和时间主要从患者的挛缩状态考虑，肌肉的痉挛程度越高，牵伸的频率和强度应该越高，牵伸的时间也应该越长。由于颈椎脊髓损伤患者的下肢感觉缺失，穿戴下肢矫形器时需注意观察矫形器与皮肤的接触位置，如果患者皮肤出现压痕或红斑，应及时取下矫形器避免皮肤局部持续受压。

**2. 下肢站立矫形器**

（1）C7平面损伤：这类患者利用上肢支撑动作和保护性伸展能力，在穿戴长下肢矫形器（图3-13）的条件下可以在双杠内做保持站立位的姿势（图3-14）。双杠是扶手宽10cm左右的平面双杠，便于患者以手掌抓握支撑保持平衡。此时，长下肢矫形器最上方的半月上缘应该支撑在患者的坐骨结节上，失去这一支撑点，患者立位时很难找到并保持平衡。

从运动和生理层面上，保持立位可以促进患者双下肢的血液循环，能改善骨质疏松和预防骨折，也可以有效地抑制部分痉挛，并能够帮助患者改善排泄。从精神层面上，保持立位可以缓解患者受伤以后失去双腿不能站起的焦虑感。

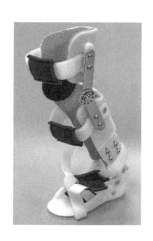

图3-13　长下肢矫形器

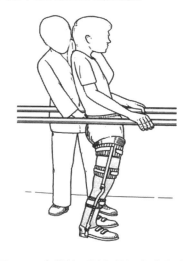

图3-14　穿戴长下肢矫形器双杠内的站立

（2）C8平面损伤：这类患者在穿戴长下肢矫形器的情况下可以利用双杠进行独立的站立保持和迈步活动（图3-15）。虽然仅是摆至步或是摆过步，但对脊髓损伤患者而言，这已经具有了他们能够在站立位进行移动的意义（图3-16）。双杠是扶手为圆形的普通型双杠，便于患者抓握和支撑。双杠内的站立、步行对C6、C7、C8平面损伤患者而言是日常生活中的常态，有利于患者维持身心两方面健康。

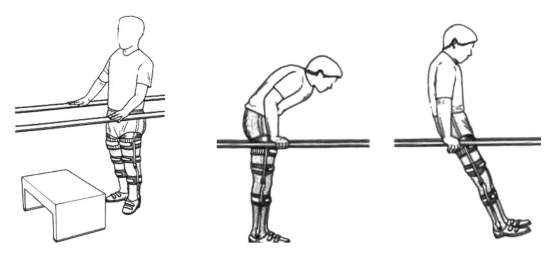

图 3-15　利用双杠进行独立的　　　　　　图 3-16　利用长下肢矫形器在双杠内摆动
　　　　　站立保持和迈步活动

# 第三节　移动辅助器具的选择与应用

## 一、轮椅

**1. C4 及以上平面损伤**　C1 ~ C3 平面损伤患者由于膈肌和肋间肌瘫痪，不能自主呼吸，除头部能活动外，四肢和躯干均不能活动。患者需要选择配备呼吸机的高靠背轮椅，在电动轮椅上加装特殊连接件将呼吸机固定在轮椅上，方便随时使用呼吸机。特殊连接件一般由轮椅厂家提供，不同品类的呼吸机连接方式略有差异，且轮椅需带有各种坐姿保持器的附件和装置，以保持头部、躯干和四肢在稳定而合适的位置。由于患者自主呼吸功能低下，所以无法有效使用借助呼吸或声音控制的轮椅。

C4 平面损伤的患者无法利用上肢驱动普通轮椅，需要使用有特殊装置的电动轮椅。由于患者胸锁乳突肌、斜方肌、肩胛提肌还存在部分主动活动，头部可以自主活动，因此，患者可以选用头控高靠背电动轮椅（图 3-17）。这款轮椅头部有一个固定皮垫，头向后轻靠轮椅可以前进，向后深靠可以后退，向左靠可左转，向右靠可右转。或者选用下颌控制的高靠背电动轮椅满足室内更大区域的活动需求。

如果四肢瘫痪和肌肉损伤的患者呼吸功能尚可，也可以通过轮椅呼吸控制器（图 3-18），来操控轮椅靠背升降，以及控制器控制轮椅的前进、后退、转向等功能。控制方式的多少取决于电动轮椅控制模块的数量和功能设定，一般不能太复杂，以免出现操作失误。

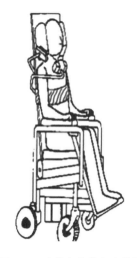

图 3-17 头控高靠背电动轮椅

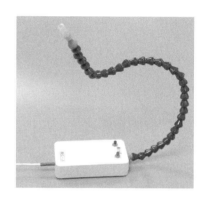

图 3-18 轮椅呼吸控制器

目前，还有声控电动轮椅（图 3-19 为电动轮椅声控器示意图）和面颊温控轮椅，根据患者残存功能情况均可以选择配备。患者在使用上述电动轮椅移动时需要充足的空间和平坦的地面，这样有利于患者解除心理障碍，使其能够独立完成移动，增加生活乐趣。

高位颈髓损伤的患者无论使用哪种轮椅，都需要系好安全带，确保安全。另外，这类患者损伤平面较高，可支配的肌肉较少，操纵任何一种轮椅都非常困难，需要反复练习。

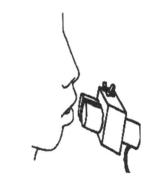

图 3-19 电动轮椅声控器

由于患者的躯干和双上肢肌肉瘫痪，难以维持坐位平衡，如果患者需要长时间坐在轮椅上保持一个坐位姿势，轮椅需要特别的装置以提供适当的安全摆位。所选的轮椅最好带有电动控制靠背倾斜功能，以减除臀部压力，避免褥疮。首先，电动轮椅在机械设计上有靠背倾斜的功能；其次，在控制模块中预先设定操控模式，使用者可以按照操控板上的提示，控制靠背倾斜、直立（图 3-20）。

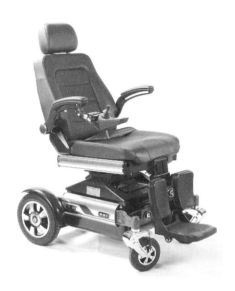

图 3-20 电动控制靠背倾斜功能的轮椅

对于经济条件有限的患者而言，电动轮椅和带倾倒功能的手动轮椅比较昂贵，他们一般会选择普通的高靠背轮椅（图 3-21），如此一来，其照料者的照顾负担就会相对加重。当患者使用普通高靠背轮椅时，其减压方法是辅助者从后方将其抱起以减除臀部压力，或将轮椅前轮翘起使轮椅向后倾倒而减压。

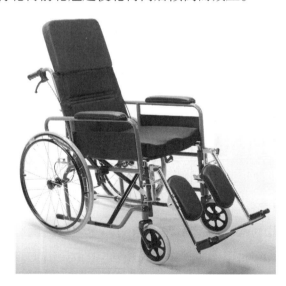

图 3-21 普通带斜躺功能的高靠背轮椅

**2. C5 平面损伤** C5 平面损伤患者的双上肢有一定程度的自主性及可控性活动，有头部和肩胛带部分控制能力，但是由于躯干的动态平衡维持困难，双上肢的支撑能力较差，特别是缺乏伸肌的控制能力，控制和驱动轮椅非常困难。所以，一般情况下患者需要进行移动，选择普通电动轮椅或是普通标准轮椅即可。

患者在进行上肢残存肌力和耐力的强化训练后，可以选择轻便的普通标准手驱动轮椅（铝合金、钛合金等材料）。由于患者无腕关节及手指主动运动功能，为了易于驱动轮椅，可在轮椅驱动圈上安装推动把手（简称为推把）（图3-22），或者使用带有驱动把手的普通轮椅（图3-23）。操作时，患者手的虎口部位被动夹住驱动圈上的推动把手或驱动把手，利用肩关节外展、旋后和前臂旋后动作向前驱动轮椅，且患者仅能够完成无障碍的室内移动。另外，也可以在轮椅驱动圈上缠

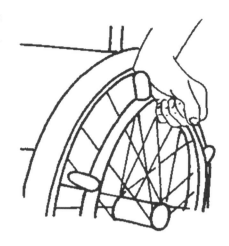

图3-22　驱动圈上安装推把的普通轮椅

绕橡胶带，或购买能够套在轮椅手推圈上的防滑硅胶保护套（图3-24），并戴上防滑手套（图3-25），前臂向内侧压住轮椅圈，利用肩部外展及旋后动作驱动轮椅。轮椅驱动圈上缠绕橡胶带或橡胶圈是为了增加轮圈的摩擦力，方便手部抓握力量弱的患者驱动轮椅。同时，在寒冷或炎热季节使用可以隔绝金属轮圈的温度，提高患者的使用舒适度。另外，时尚的患者还会选择不同颜色的橡胶带或橡胶圈，以起到装饰的作用。

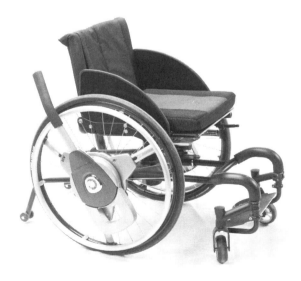

图3-23　带有驱动把手的普通轮椅

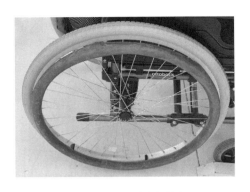

图 3-24　防滑硅胶保护套

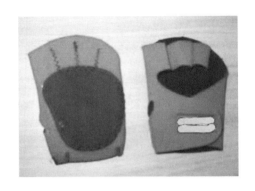

图 3-25　防滑手套

在日常生活中，患者如果需要进行长距离或户外移动时，也可以选择电动轮椅。患者可以将手部固定于球形控制杆，利用上肢肩胛带肌肉、屈肌肌肉的作用来操作控制台，从而操纵电动轮椅。为了保持其坐位的稳定性，患者可以穿戴固定躯干的腰围或腹带，身体的侧方也可以利用靠垫进行支撑，并系好安全带。

**3. C6 平面损伤**　C6 平面损伤的患者已经具备较强的腕关节伸展能力，虽然 C6A（Zancolli 分类）患者肘关节没有自主伸展和前臂旋前的活动能力，但是在坐位姿势下，患者双上肢由于重力的作用可以自然伸展。而 C6B（Zancolli 分类）患者由于肱三头肌的作用，已经出现肘关节的主动伸展活动，且前臂的旋前和桡侧腕关节的屈曲亦已出现。此节段损伤患者可以操纵普通手动轮椅，轮椅驱动圈上缠绕防滑橡胶圈并佩戴防滑手套，以增加驱动的摩擦力。患者通过肩胛带和屈肌代偿及头颈部的控制，能够自己操控轮椅。在操纵轮椅时，患者前臂处于外旋位，由轮椅驱动圈和轮胎的上方开始发力，利用手掌挤压驱动圈，将推动力传递给轮胎来完成操作。图 3-26 为患者驱动轮椅的示意图。

为了增加双上肢的控制，除加强双上肢残存肌肉力量外，患者在驱动轮椅时可以佩戴防滑手套，既可以增大手与轮椅驱动圈的摩擦力（患者驱动轮椅时可以省力），又可以防止腕部掌侧皮肤受损。患者还可以咨询辅具工程师，选择既对腕关节有支持保护作用，又能增加手掌部摩擦力的矫形器。图 3-27 所示即为具有腕关节固定作用，且掌侧面有橡胶颗粒，能够增加摩擦力的矫形器。

在轮椅上为患者臀部减压时，可以将患者一侧上肢向后伸至轮椅靠背的后方，利用轮椅把手卡住上肢，将其上半身一面向后方伸展，一面交替地向左右方倾斜进行臀部减压。有条件的患者可以购买减压效果好的防褥疮轮椅坐垫（参见第六章）。另外，脚踏板和扶手可折叠式的轮椅，更有利于患者完成轮椅转移动作。

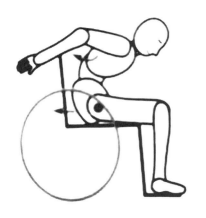

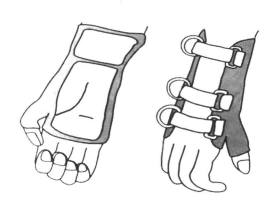

图 3-26　C6 平面损伤患者驱动轮椅示意图　　　　图 3-27　C6 平面损伤患者驱动轮椅用的矫形器

**4. C7、C8 平面损伤**　C7 平面损伤患者对上肢肩、肘关节的屈伸控制能力比较自如，腕关节已经有了背伸能力，特别是 C7B 损伤的患者已经具备了手指的伸展能力，在操作轮椅时肩胛带和上肢拥有较充分的操作空间，具有较好的耐久性和一定的自我保护能力，安全性大大提高，移动的范围渐渐扩大，所以宜考虑选择低靠背、运动感强的手动型轮椅（图 3-28）。因为此时患者操作轮椅时前后躯干的摆动幅度、肩胛带和上肢活动幅度增加，要求轮椅靠背的高度在两肩胛下角以下 5cm 左右，并形成后背的三点支持以增强稳定性（图 3-29）。

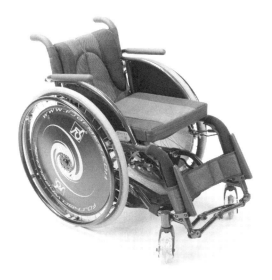

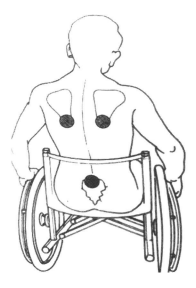

图 3-28　低靠背运动感强的手动型轮椅　　　　　图 3-29　三点支持增强稳定性

另外，考虑到 C7 平面损伤的患者没有手指主动屈曲活动，操作轮椅时手掌腕部容易过度摩擦受伤；同时，为了增加患者对轮椅的操作能力，患者可以选择使用掌侧带有橡胶层或皮质的驱动轮椅手套（图 3-30）。

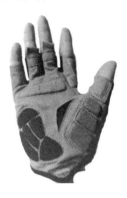

图 3-30　驱动轮椅手套

　　C8 平面损伤的患者操作轮椅时，为了节省体力和保护手掌皮肤，也需要使用驱动轮椅手套。轮椅的选择标准与 C7 平面损伤的患者是一样的。

　　表 3-2 总结了颈部各节段脊髓损伤患者可以选择的轮椅。

表 3-2　颈部各节段脊髓损伤患者可以选择的轮椅

|  | C4 | C5 | C6 | C7 |
|---|---|---|---|---|
| 头部控制 | + | + | + | + |
| 坐位平衡 | − | − | ± | + |
| 驱动轮椅 | | | ± | + |
| 转移能力 | − | − | ± | + |
| 轮椅选择 | 高背电动轮椅 | 一般电动轮椅 | 标准轮椅或一般电动轮椅 | 标准轮椅 |
| 特殊装置 | + | + | + | ± |

注：+ 表示患者有该能力，− 表示患者无该能力，± 表示患者有该能力障碍。

## 二、转移辅助器具

　　1. C4、C5 平面损伤　C4、C5 平面损伤的患者，由于四肢都处于瘫痪状态，丧失了支持和抓握能力，仅靠头部的活动不能完成翻身起坐等姿势变换，故日常生活中进行位置转移时需要完全依靠他人的帮助，一般情况下，需要借助至少两人的帮助才能完成。选择电动悬吊转移装置帮助患者进行位置的转移（图3-31），不仅能保障患者在转移过程中的安全，而且还能够减轻照料者的负担。

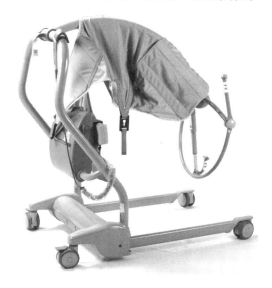

图3-31　电动悬吊转移装置

**2. C6 平面损伤**　C6 平面损伤的患者，经过对其背阔肌、三角肌和肩部残存肌肉力量的训练，肩胛骨的稳定性、肩关节内收、腕关节背伸功能均可改善。

正常情况下，肘伸肌受 C6 以下的大多数神经根支配，所以 C6 脊髓损伤患者肘关节伸肌明显或完全瘫痪，肘伸展能力的缺失降低了手部从身体向外移的能力，使患者坐起和转移动作也变得困难。若肩胛骨的固定能力得到改善，可以提高患者上肢近端执行任务的稳定性及其在轮椅上转移和变换重心时的能力。

当需要撑起躯干时，患者可以利用肩部肌肉（胸大肌和三角肌的前部纤维）来代偿瘫痪的肱三头肌。当患者的手腕在背伸的位置支撑于床上时，肩部肌肉把肘关节旋转至伸展，肘关节被锁紧后，固定的肘关节使整个上肢承重。患者在躯干前倾、肩关节内收、前臂旋后的状态下完成支撑动作，这个动作对于完成转移动作具有重要意义。

转移时，患者通过背阔肌的强化、肘关节的过伸可以支撑躯干离开床面进行前后的蹭行。利用前后蹭行动作，患者可以进行床与轮椅之间位置和姿势的转移，但是，在此之前必须要让患者利用支撑器进行支撑上抬躯干的训练。

常用的支撑器有两种，一种是圆柱形或方形，另一种为三角形（图3-32）。C6

平面损伤患者由于手部的抓握与控制能力并不充分，一般选择圆柱形支撑器，三角形支撑器更适合具有肘关节伸展能力和手的抓握能力较好的 C7 平面损伤患者。

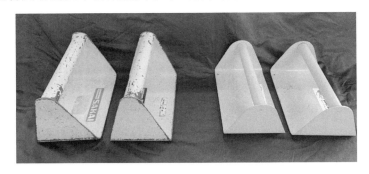

图 3-32　三角形支撑器

C6 平面损伤患者进行轮椅和床之间的转移时需要的必要条件是床面与轮椅座面在同一高度，且轮椅座面与床边呈垂直状态。患者从轮椅到床的转移方法是：①将轮椅驱动至床旁，轮椅与床呈直角（90°）放置；②利用腕关节背伸勾起腿并将腿放置到床上；③用肘部压靠背，再用手背勾住扶手的前面，利用腕背伸将上身向前拉，然后向轮椅座位的前方蹭行；④将上身横向移动，将臀部移至床上。

若床与轮椅之间间隔过大，可以使用转移板或者制作特殊转移凳放置于轮椅与床之间（图 3-33）。如果借助转移板转移，多采用凹形转移板，患者的轮椅可以垂直插入紧贴转移板，使轮椅两侧有较大的空间可以用于支持上肢上抬躯干向前蹭行。图 3-34 为各种样式的转移板。目前，最新研发的一款带转移板的轮椅，令患者使用起来更方便（图 3-35）。

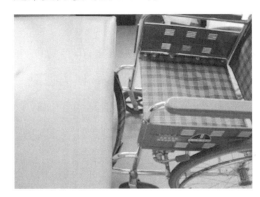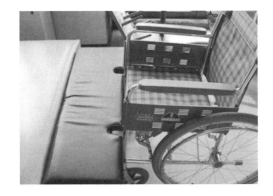

图 3-33　转移凳

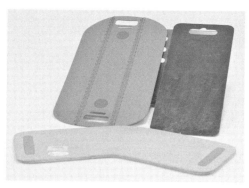

图 3-34　转移板

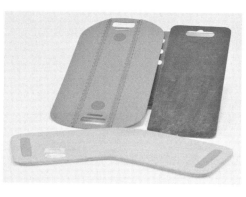

图 3-35　带转移板的轮椅

　　为便于独自完成转移，患者可以选择使用质地较硬的防压疮轮椅坐垫，而且不要使用过软的床垫，以防臀部或手部在支撑时下陷。轮椅坐垫罩和裤子之间接触面应尽量光滑，以减小摩擦力，使患者在移动时省力。

　　**3. C7 平面损伤**　C7 平面损伤患者的肱三头肌、桡侧腕屈肌、指伸肌及拇长伸肌拥有残存功能，患者可以进行肘关节的伸展、腕关节的背屈和部分掌屈及桡侧部分的手指屈曲活动。由于手内在肌处于瘫痪状态，患者无法进行对指等手指的精细活动。

　　此节段损伤的患者移动仍然选择普通型标准轮椅，最好选择可以拆卸侧方挡板的轮椅，这样在进行转移活动时更加便利（图 3-36）。

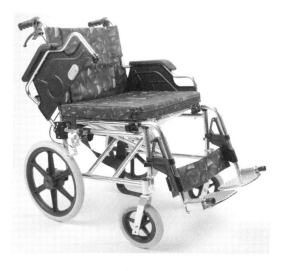

图 3-36　可以拆卸侧方挡板的轮椅

　　刚开始练习时，患者由于上肢的支撑能力较弱，维持平衡能力较差，进行转移时需要使用转移板。例如，患者从床向轮椅转移时，先将轮椅与床平行放置，轮椅前轮尽量向前，锁住轮椅手刹，拆去靠近床侧的扶手，并安装转移板；然后，患者将双下肢置于床边缘，利用撑起动作将臀部移到转移板上，再利用撑起动作，将臀部从转移板上移到轮椅内；最后，患者将转移板拆下，并放置好扶手和双腿（图 3-37）。

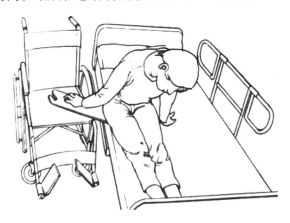

图 3-37　C7 平面完全性脊髓损伤患者的转移

　　转移板的种类多种多样，但都需要具备以下要求：一是轻便，二是能承载一定的重量，三是摩擦阻力较小。

　　C7 平面损伤患者经过双上肢的支撑训练和平衡的强化训练后，可以不使用转移板直接进行床和轮椅之间的转移活动。另外，患者使用圆柱形支撑台进行支撑训练，仍然是比较安全的选择。

　　**4. C8 平面损伤**　C8 平面损伤患者可以独立完成轮椅与床之间的转移。值得注意的是，在进行轮椅与坐便器之间的转移时，坐便器的高度应与轮椅的高度保持一致，或略低于轮椅，这样比较便于患者的行动。

# 第四节　日常生活中辅助器具的应用

## 一、C1~C4 平面损伤

　　在生活方面，应尽最大可能引导并帮助高位颈髓完全性损伤患者充分利用身体残存功能，比如头部、颈部、口部，甚至于患者的视觉、声音等。进食时，患者需要他人全程辅助或者使用电动喂食机；饮水时，吸管被固定在口中，患者运用颈部活动可触及的范围便能够自由地饮水；患者还能利用环境控制系统开关电视、电灯、音乐播放器等；除此之外，患者在洗漱、更衣、排泄、入浴等基本日常生活方面则全部需要他人帮助完成。

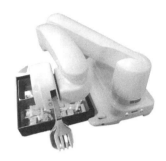

图 3-38　电动喂食机

### 1. 进食与饮水

（1）电动喂食机：辅助上肢及手功能障碍者进食的电动器具。患者通过颌部或肢端触动开关后，餐具能将食物自动送入其口中（图 3-38）。

（2）饮水支架系统：很多脊髓损伤患者白天身体需要大量水份来维持健康，饮水量较大，为了获得更多的独立性，可以使用一种类似"长鹅颈"的饮水装置（图 3-39）。此装置可以用夹子将"长鹅颈"固定在轮椅桌上或床头，"鹅颈"指向患者，方便他们触及。"鹅颈"中央有一根细长塑料管，一端置于水壶里，患者从塑料管的另一端吸吮饮水。塑料管是可拆卸的，以便于清洗和更换。

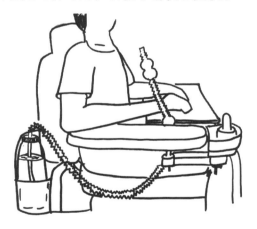

图 3-39　"长鹅颈"饮水支架

### 2. 交流

（1）口棒或头棒：口棒是一种固定在口腔中的长杆，能辅助无呼吸障碍的 C4 平面损伤患者完成最大功能活动。根据患者口腔状况、头部和颈部的运动范围及稳定性等因素，口棒有多种设计类型。口棒的轴必须足够坚固，以便按下开关，或在工作平面上推动游戏片或书籍。口棒重量要轻，以防患者头颈部肌肉劳损。

　　患者在颈部骨折部位愈合情况良好，且头颈部肌肉建立足够的稳定性后，可以开始使用口棒做一些简单的活动。利用口棒翻书时，为了让患者更容易完成，需要提供一个倾斜的书架。口棒的末端为橡胶质地，可以增加其与书页的摩擦，通过在页面中心斜向移动笔杆，同时施加压力而翻动纸张。

　　利用口棒训练书写，患者可以先从绘制水平线和垂直线开始，然后绘制几何图形和大的预写图案，最后逐渐写正常大小的字。患者可将笔杆末端直接含在嘴边，也可以将笔插入嘴杆轴后再含在嘴边。患者通过多番尝试最终确定适合自己的书写工具，其中，水性笔是较便于书写的一种。如果患者喜欢制图和绘画，可以选择一个可调节的画架，也可以选择电动画架，便于改变角度和位置及获取更大的画布。患者也可以直接使用口棒操作电脑及打字，电脑键盘的按键应大一些，避免操作时口棒的前端头部同时触及两个按键（图 3-40）。

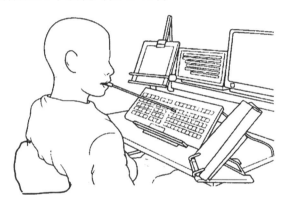

图 3-40　利用口棒打字

　　如果患者牙齿状态不佳或者咬合功能不好，可以用头棒代替口棒。头棒是将长杆固定在一个头圈上，利用头颈部的运动进行操作。

　　（2）按键：患者在卧床期间，作业治疗师或辅具师应根据患者需要制作或配备一些便捷的自助具，并对环境进行必要调整，为患者提供便利化环境，如呼唤铃的位置应尽可能接近患者；高位颈髓损伤患者使用的呼叫铃按钮开关应设计为加大按键面积、可由呼吸控制等方式以便操作（图 3-41）。另外，最好将电视、收音机、音乐播

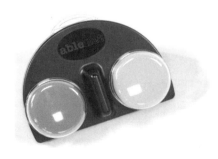

图 3-41　加大按键面积的控制器

放器、手机、阅读台及阅读灯等的开关也设计成患者能够自行控制的形式。条件允许的话，还可以教授患者使用一些新技术（如触控、声控、蓝牙等）的电子设备。

（3）视觉追踪系统：一种复杂的电脑辅助交互系统，包括处理器、内存、硬盘、系统、视觉追踪软件。患者通过目光凝视替代用手操作鼠标对电脑进行有效控制，将患者眼球的运动转化成光标的移动，移至患者所注视的屏幕位置，从而在电脑上进行文字处理、上网、收发电子邮件和声音输出等（图 3-42）。

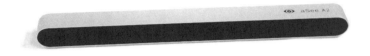

图 3-42　视觉追踪器

（4）鼠标：高位颈髓损伤患者可以选择头控式电脑操作仪、眼控鼠标、嘴控鼠标或易移鼠标来操纵电脑等电子设备。

头控式电脑操作仪是一种红外线智能传感器。患者可以将反光材料片直接贴在额头或固定在帽檐上等任何可使反光材料片缓慢移动的部位，从而控制光标的指向与操作。也可使用反光指环等。

眼控鼠标是利用摄影机识别、追踪视线方向来实现控制鼠标功能的系统。患者眼睛先注视屏幕的 4 个角以定位，光标随视线在键盘上移动。当找到目标字母后，用眨眼来选中，则该字母立即被提取到显示屏上。屏幕分为上下两个区域，上区为显示区，下区为键盘区。该系统利用近红外光线跟踪拍摄患者的视线轨迹。

嘴控鼠标是由患者用嘴含摇杆，利用嘴唇的动作来完成滑动鼠标，并以吹吸的动作控制左右键及拖拽。

易移鼠标是以敏感的压力式小摇杆来控制光标方向，并用一个或两个外接开关取代鼠标的左右键。

3. **环境控制系统**　环境控制系统（Environmental Control System，ECS）的发展让高位颈髓损伤患者重新获得隐私，增强了患者对环境的控制及其与环境的互动。环境控制系统包括四个要素：输入开关、控制单元、反馈（审核或目视）、设备。该设备也可以通过轮椅控制、单开关或双开关、电脑或语音控制进行访问。开关的位置和类型根据患者个人的需要、能力和偏好、运动范围和准确性而变化，这些开关可包括摇杆、下巴双按钮、杠杆、气动、声音等，其中一些开关可能被最低程度的受控运动而激活。开关可以安装在鹅颈管或手臂支撑架上，以便于高位颈髓损伤患者操作（图 3-43）。

C4 平面损伤患者基本上只具有头部运动功能。当患者想要控制电视或音响的开启、关闭、选台、调整音量等功能时，可运用头部的动作去触碰特殊开关，驱动环境控制系统，会有相应的功能项目或选单逐项出现，当出现需要的功能时，患者可再次触碰开关选定。随着现代科技的发展，所有环境中连接交流电电源的电子产品，都可以接入环境控制系统，例如紧急呼叫系统、电动病床、电视、音响设备、操作灯的开关和调光器、电脑（包括打印机）、电动门锁等。

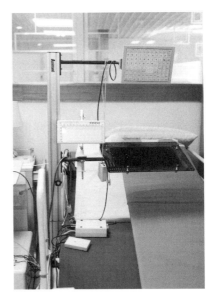

图 3-43    环境控制系统

## 二、C5 平面损伤

1. **进食和饮水**    获得部分进食、饮水能力，通常对患者心理具有不同寻常的意义。C5 平面损伤患者的肩胛带肌肉、三角肌、肱二头肌、肱桡肌及前臂的旋后肌残存（较弱），康复治疗师尤其注重患者三角肌、肱二头肌及肱桡肌的强化开发和利用，特别是对 C5B（Zancolli 分类）水平损伤、肱二头肌和肱桡肌肌力可以达到 3 级的患者，肩关节和肘关节及前臂都可以活动，患者可以将进食用具固定在带腕关节支撑的矫形器上，或者使用长对掌支具佩戴万能袖带完成进食动作。万能袖带是一种简单、经济的握在手掌上的器具，或使用 U 型或 C 型夹子也可以固定勺、叉等进食器具（图 3-44）。

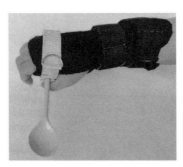

图 3-44    腕关节支撑矫形器配合万能袖带固定勺子

如果患者肩部上举肌力较弱，可以利用前臂平衡矫形器（Balanced Forearm Orthesis，BFO）或上肢悬吊架，帮助患者控制上肢和前臂，使患者的手更容易向口和头的方向移动，从而使患者能够自主完成进食动作（图 3-45，图 3-46），在进食时可以使用带碟档的盘子，以防止盛取时食物外溢（图 3-47）。

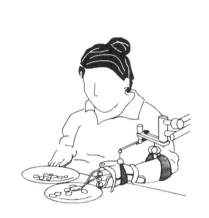

图 3-45 利用 BFO 装置进食

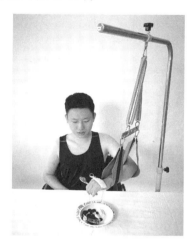

图 3-46 利用悬吊装置进食

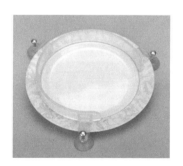

图 3-47 带碟档的盘子

虽然 C5 平面损伤患者的头部有相当强的控制能力，但患者仍不能大幅度改变头部的位置，故进食和饮水时，患者头部无法随水杯的高低位置而变化，大多数患者会将吸管加长固定，或利用特殊的水杯完成饮水动作（图 3-48）。

患者也可以使用装有固定夹或"C"形手柄的杯子（图 3-49）喝水，其方法是将一只手的手掌放在固定夹或"C"形手柄内，另一只手托住杯子的底部，使用双手夹住杯子就可以完成自主喝水。

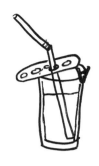

图 3-48　固定吸管的杯子

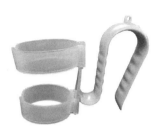

图 3-49　"C"形手柄的杯托

**2. 修饰**　患者刷牙时，需要将牙刷插入且固定在手掌的万能袖带中，并配合使用带腕关节支撑的矫形器，双手同时进行并变换方向（图 3-50）。患者做擦拭、洗脸的动作时，可以用双手夹着毛巾，也可以将毛巾卷在手上擦。男性患者剃须时，可以使用带固定夹的电动剃须刀，将一只手套在固定夹内，另一只手捧住电动剃须刀，双手同时操作完成。需要说明的是，多数患者会有剃须不彻底的情况。

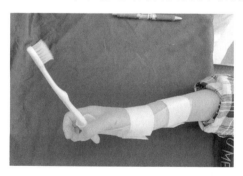

图 3-50　长对掌支具配合刷牙

**3. 交流**　患者可以在佩戴腕关节矫形器的同时，利用固定在手部的自助具操作棒来完成操作电脑动作（图 3-51）。一般是使用单手操作，但也有患者可以使用双手进行。患者同样可以利用腕关节固定矫形器和书写自助具来进行书写（图 3-52）。患者可以用手背部触碰智能手机屏幕完成打电话或其他活动，也可以使用其他触屏的电子设备进行操作。如果患者上肢上抬动作困难，可以利用前臂平衡矫形器或上肢悬吊架辅助完成书写、打字。

C5 平面损伤患者在辅助器具的帮助下可以完成一些日常生活活动。考虑到患者的实际情况，有些动作需要运用更灵活的方法去完成；另一方面，为了使每种辅助器具的作用发挥到最大化，患者必须花费足够的时间进行反复强化训练。这一类患者在更衣、排泄及沐浴等动作方面仍需要他人照顾。

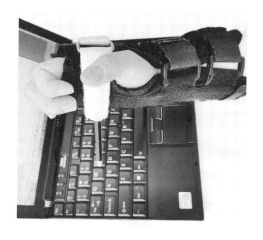

图 3-51　腕关节固定矫形器配合万能袖带打字

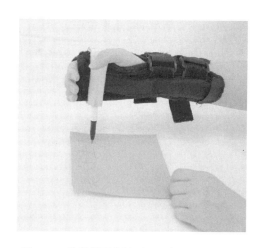

图 3-52　腕关节固定矫形器配合万能袖带写字

# 三、C6 平面损伤

C6 平面损伤患者的手部运动是以一种特殊方式进行极简的抓握：当手腕因重力而屈曲时，拉伸部分麻痹的拇指和其他手指的伸肌，使手指张开；当腕短伸肌主动收缩促使手腕抬起时，指伸肌放松，并拉伸了麻痹的拇长屈肌和其他手指深屈肌，这些肌肉的拉力产生足够的被动张力使手指屈曲，手指屈肌中的被动张力是由主动腕伸展的程度来控制的（图 3-53）。患者利用这种"抓握"和"张开"的动作可以拿起轻型物体，完成部分日常生活活动，提高其独立生活的能力。康复训练时，治疗师需注意加强患者伸腕肌的力量训练，使肌腱固定功能最大化，由此使手功能性抓握和伸展得以充分发挥。

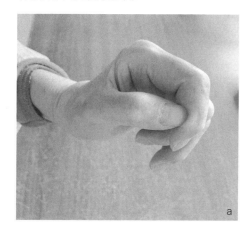

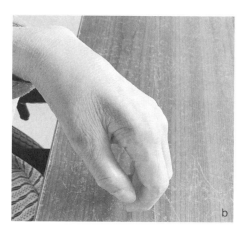

图 3-53　肌腱固定抓握（a）和伸展（b）

**1. 进食与饮水**    进食时，勺或叉被固定于患者手掌部的"C"型把手或万能袖带之中，也可以使用手掌部固定夹、带固定夹的餐勺或叉等（图 3-54，图 3-55）。通过训练，患者可自行完成自助具的穿脱。饮水时，患者可以利用腕关节伸展的方法完成持杯动作（图 3-56）。

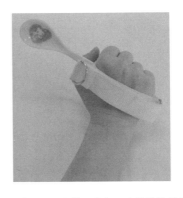

图 3-54    利用万能袖带固定勺子（前臂旋前位使用）

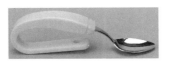

a. 前臂旋后位使用

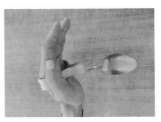

b. 前臂中立位使用

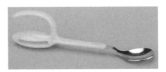

c. 前臂旋前位使用

图 3-55    "C"型把勺子

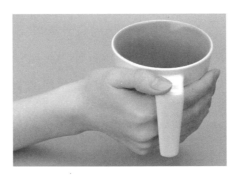

图 3-56    利用腕关节伸展的方法持杯

**2. 修饰**    C6 平面损伤患者可在盥洗池进行洗漱。洗脸时，患者需要先将轮椅纵向插入盥洗池下部。清洗时，患者可预备一条略大一些的棉质毛巾，将其一半以水浸湿后用手托起擦洗面部，另一半干燥部分则在完成擦洗后用来拭干面部。如果将整条毛巾浸湿，毛巾的分量增加且不易被拧干，患者的操作难度增加。所以，一些患者也常选用质地较轻且能速干的尼龙材质的小毛巾。

患者利用把持性自助具（图 3-57）将牙刷固定在手部，或使用双手夹持牙刷，便可自主完成刷牙动作。需要说明一点，刷牙前患者可将牙膏从管内直接挤入口中。

除此之外，患者可以使用带有"C"形把手的电动剃须刀剃须（图3-58）；将梳子插入万能袖带或使用带有"C"形把手的梳子完成梳头动作（图3-59）；剪指甲时，患者可以利用有吸盘固定底座的指甲刀，用手掌或腕关节按压指甲刀来完成剪指甲的动作（图3-60）。

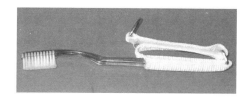

图3-57　带万能袖带的牙刷

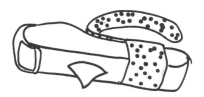

图3-58　"C"形把手的电动剃须刀

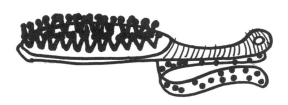

图3-59　"C"形把手的梳子

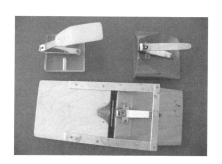

图3-60　有底座的指甲刀

**3.更衣**　为了便于穿脱，患者的衣服和鞋常被缝制一些布环，患者用手指勾住这些布环，利用腕背伸完成向上或向下的拉拽动作。另外，患者可以使用尼龙搭扣或系纽扣器完成系纽扣动作（图3-61）。

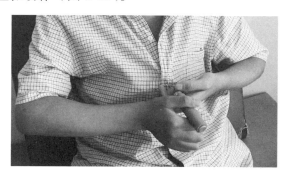

图3-61　C6平面损伤患者利用系纽扣器系纽扣

C6平面损伤患者在坐位时更容易进行更衣活动，在这个过程中，以下因素都有重要的意义，比如躯干及大腿后部的肌肉有较好的柔韧性，可触及足；上肢肩关节外展屈曲，肘关节屈曲，腕伸展；独立翻身能力；髋关节活动正常；较好的平衡能力；合适的衣服。除此之外，患者也需要一些灵活的更衣技巧：若患者手部无抓握功能，不能抓握衣物，可利用肌腱固定术抓握；若患者不能伸展肘关节，难以将头套入衣物内，可穿大码 T 恤，利用快速动作及惯性；若患者躯干肌肉无活动能力，不能前倾，可使头部倾斜并用上肢支撑；若患者关节内旋受限，不能触及身体后部，可将大号 T 恤从侧方折叠并拉下。

**4. 如厕**　多数 C6 平面损伤患者在排泄、沐浴等方面还是需要他人帮助；少数患者在经过训练和使用自助具的情况下，可以完成穿戴集尿器和使用开塞露动作。

（1）间歇性导尿：

①穿脱衣物：如果难以在轮椅内完成穿脱衣物的动作，患者宜尽量选择易穿脱或经改良的衣物，以便于独立如厕。

②握持导尿管：插入导尿管并将其穿过尿道括约肌时，需要牢稳地握持住尿管根部。如果患者没有足够的握持能力，可使用相关辅助器具。

（2）肠道管理：

①排便场所：患者在椅垫上开口的轮椅、改造后的治疗床及普通马桶上，均可完成排便动作（图 3-62）。

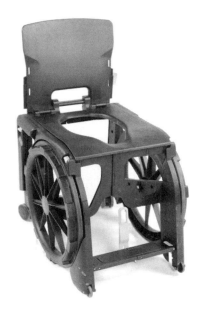

图 3-62　带便器的轮椅

②马桶的使用：可利用移动洗浴便桶作为马桶。移乘能力好、排便时间能控制在 10 分钟内的患者，通常使用标准马桶。

③会阴部的接触：患者需要训练挪动臀部，调整会阴部，以对准改造后的轮椅、治疗床的开孔位置。

④向直肠内注射肠道刺激物：对于手功能差的患者，可尝试使用辅助器具，如使用改良的钳子和特制栓剂塞入器。

⑤人工肠道刺激：手功能缺失的患者可以使用相关辅助器具，将其插入肛门并轻柔刺激肠道。

⑥清洁：使用厕纸时，对于抓持厕纸有困难的患者，可以使用"底部喷水"装置。如果手功能较差，坐浴时可完成会阴部清洁。

**5. 交流**　C6 平面损伤患者利用腕关节伸展后的代偿抓握功能与自助具配合使用，可以获得实用性书写能力。可以在手部使用万能袖带或"C"形夹式固定辅助器具完成书写和打字（图 3-63）。C6 平面损伤患者即使不使用万能袖带等辅助器具也能够完成书写活动，即可以利用肌腱固定术，使指间关节屈曲和掌指关节内收以固定书写工具进行书写，笔杆用橡胶套加粗。作业治疗师还可以根据患者的个人需求设计并制作书写、打字及使用手机的各种自助具（图 3-64），以帮助患者获得更多技能，尽可能恢复自主生活、工作、学习与娱乐。

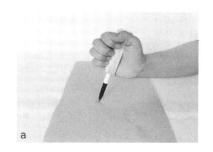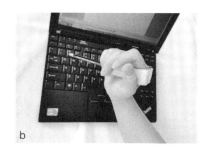

图 3-63　a 和 b 分别为佩戴万能袖带书写和打字

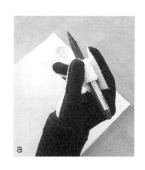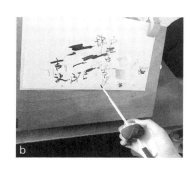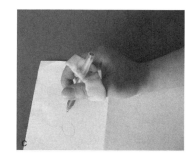

图 3-64　a、b、c 分别为根据患者需求设计的书写工具

C6 平面损伤患者的手指没有抓握功能，使用手机时可以用可塑性材料做手机托，利用腕背伸功能握持手机（图 3-65）。由于患者无屈腕功能，难以托住手机，如果手机重量较重或者患者需要长时间使用手机时，可以佩戴背侧腕掌屈矫形器，帮助其长时间托住手机（图 3-66）。

患者打字时可以使用摇杆（或球型）鼠标（图 3-67）。摇杆鼠标是通过推动摇杆移动光标，放开摇杆光标停留在选定位置，其点击、双击、拖拽、横向或直向移动均可以通过按键控制。

**6. 娱乐**　鼓励患者培养合适的兴趣爱好及维持良好的生活质量。作业治疗师可根据患者的兴趣爱好设计并改造娱乐设备，或由辅具装配人员提供适合的用具，以满足患者的需求（图 3-68）。

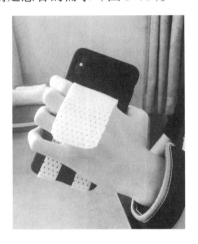

图 3-65　可塑性材料手机托

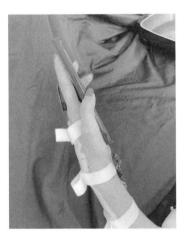

图 3-66　佩戴背侧腕掌屈矫形器握持手机

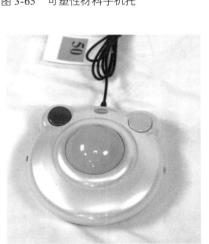

图 3-67　球型鼠标

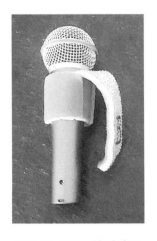

图 3-68　"C"型把麦克风

## 四、C7、C8 平面损伤

C7 平面损伤患者的腕关节伸展能力进一步加强，手指出现伸展功能，只要充分维持手指各个关节的屈曲运动范围，进行简单的抓握还是有可能的。此节段患者利用残存手功能可以使用加粗器具手柄的自助具完成各种日常生活动作，如握持勺、叉、牙刷、梳子、笔等（图 3-69，图 3-70）。患者还可以尝试练习技巧性抓握器具的方法，如指间捏法、皮筋固定法、三个手指固定法等技巧，也可以使用带弹簧夹的筷子进食（图 3-71）。由于具备伸肘能力，患者可以触及高于头部的物体，如货架上的物品。

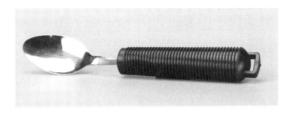

图 3-69　手柄加粗的勺子

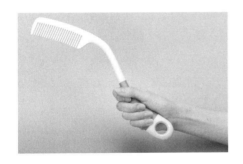

图 3-70　手柄加长、加粗的梳子

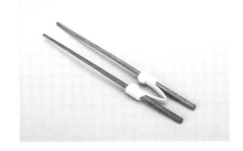

图 3-71　带弹簧夹的筷子

患者还可以利用腕关节背屈和桡侧手指的轻度屈曲功能借助自助具使用勺子（图 3-72）。为了进一步提高手的抓握实用性，患者可以利用穿戴短型对指矫形器，完成部分对指活动，可出现拇指和示指的对指活动（图 3-73）。

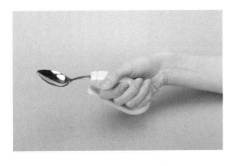

图 3-72　"C" 型固定勺子

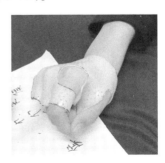

图 3-73　C7 水平损伤患者用的对指矫形器

另外，C7 和 C8 平面损伤患者已经有了部分桡侧对指能力，能够使用系纽扣辅助器具穿开襟衣物（图 3-74）。

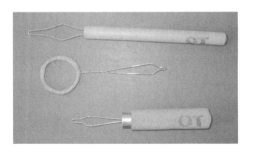

图 3-74　各种带手柄的系纽扣器

C7 平面损伤患者利用腕关节背屈和手指伸展的能力在不使用自助具的情况下进行桌上的电脑或手机操作。图 3-75 为患者操作电脑键盘的动作，但由于屈曲方向的力量非常薄弱，准确触及按键还是有些困难；图 3-76 显示的是患者利用触及棒操作电脑键盘，而触及棒也可以使用带橡皮头的铅笔代替。患者可以选择轨迹球鼠标，即由一个滑动球体置于不动的基座上，患者可以用手掌自由地轻轻转动轨迹球就可以控制光标，比

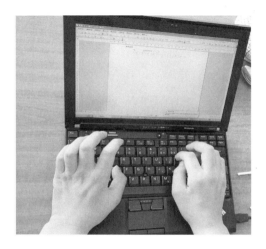

图 3-75　C7 水平损伤患者操作电脑键盘

一般的鼠标操作更快捷、轻松和方便（适用于无法使用一般鼠标，但可以使用点选辅助器或单独一根手指操作计算机的患者）。

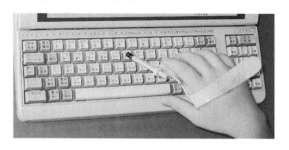

图 3-76　电脑自助具

（王丽华　柳博飞　张津沁　周家宇）

第四章

# 胸腰骶脊髓损伤
# 辅助器具的应用

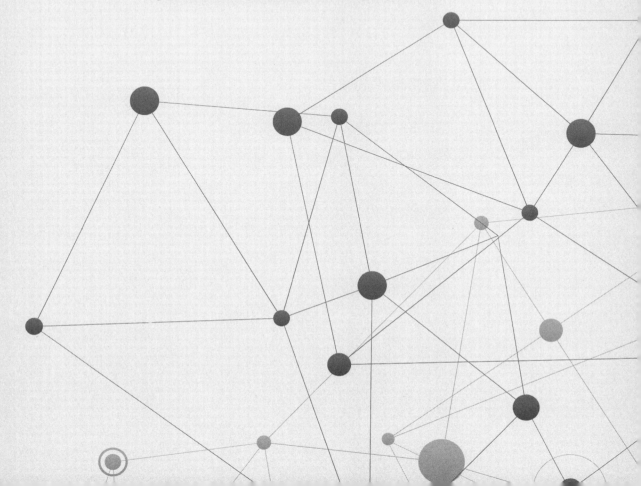

# 第一节　功能障碍特点与康复目标

## 一、胸椎脊髓损伤

### （一）功能障碍特点

1. **T1 ~ T2 损伤**　多数患者的部分肋间内肌、肋间外肌和上半部躯干肌存在功能，手指肌肉功能正常。部分患者可能上肢肌肉功能正常，可独立完成大部分日常生活和转移动作，但存在腰背肌肉力量不足的情况。

2. **T3 ~ T5 损伤**　患者多见下半部肋间内肌、肋间外肌存在功能，腹肌存在功能，上肢肌肉功能正常，但坐立平衡欠佳，可独立完成大部分日常生活和转移动作。他们使用髋 – 膝 – 踝 – 足矫形器（HKAFO）或者往复式截瘫步行器（ARGO），可进行站立训练。

3. **T6 ~ T7 损伤**　患者肋间内肌、肋间外肌和上半部躯干肌大部分存在功能。多数患者基本可独立由床上转移至轮椅，可在使用矫形器的情况下进行站立和行走，但不能完成上、下台阶动作。

4. **T8 ~ T10 损伤**　患者多见肋间内肌、肋间外肌和上半部躯干肌大部分存在功能，腰背部肌群存在功能患者可独立由床上转移至轮椅，并在使用矫形器的情况下进行站立行走。

5. **T11 ~ T12 损伤**　患者肋间内肌、肋间外肌、躯干肌及腹肌肌群功能正常，躯干平衡功能好，上肢肌肉功能正常。部分患者使用膝 – 踝 – 足矫形器（KAFO）和腋拐可进行四点步行训练，能够完成包括操纵轮椅过障碍物、驾驶残疾人汽车等大部分日常生活动作。

### （二）康复目标

1. **T1 ~ T2 损伤**　患者基本能够无需辅助地自我照料；能够驱动手动轮椅；可独立进行翻身、转移；可独立进行二便的处理。

2. **T3 ~ T12 损伤**　患者基本能够无需辅助地自我照料；能够驱动手动轮椅；可

独立进行翻身及复杂转移；可独立进行二便的处理；在借助矫形器和拐杖情况下，一些患者还可进行站立和治疗性步行。治疗性步行虽无实用性，但具有明显的治疗价值，其治疗作用主要体现在以下几方面：①模拟患者行走时的状态和感觉，给予患者强大的心理支持；②减小对患者下肢坐骨结节等骨性突起的压力，降低压疮发生率；③下肢负重锻炼可增加钙质沉积，防止患者出现骨质疏松；④增加下肢关节活动，改善循环，缓解肌肉萎缩；⑤促进二便排出。

## 二、腰椎脊髓损伤

### （一）功能障碍特点

**1. L1 ~ L2 损伤** 患者多见上肢肌功能正常，腰方肌存在功能，可完成骨盆上移、提臀，肋间内肌、肋间外肌、躯干肌、腹肌功能正常，髂腰肌、缝匠肌、长内收肌存在功能，髋关节可主动少量屈曲、内收。此节段脊髓损伤患者虽然有了一定的实用步行能力，但是由于其髋关节的后伸、外展困难，不能很好地进行控制，膝关节和踝关节的活动仍然没有出现，所以需要在使用膝－踝－足矫形器的情况下配合使用肘拐或比较稳定的四角支撑框式助行器进行功能性步行，长距离移动时则需要使用运动轮椅。他们也可驾驶残疾人专用汽车。

能够使用功能性步行的脊髓损伤患者应符合以下特点：①安全步行，没有跌倒风险，即能够维持稳定的独立行走而不需要他人的协助；②步行姿势基本正常，不出现明显的代偿动作；③无需借助步行框等笨重的助行器；④停止步行站立时，双手可以解放出来做其他活动；⑤步行不费力，注意力可以转移到其他活动上；⑥心肺功能可以承受步行的强度；⑦有一定的速度与耐力。

功能性步行又分为家庭功能性步行和社区功能性步行，对脊髓损伤患者来说，符合以下标准即可称之为"达到社区功能性步行"：①终日穿戴矫形器并能够耐受；②能持续步行 900 米左右；③能上下楼梯；④能独立进行日常生活活动。除②以外，其他标准均能达到者，可以列为"家庭功能性步行"。

若上述"社区功能性步行"的标准①～④均不能达到，但可使用膝－踝－足矫形器及拐杖进行短暂步行，称之为"治疗性步行"。T3 ~ T12 节段脊髓损伤患者的步行均属于治疗性步行。

**2. L3 ~ L5 损伤**　患者多见上肢肌功能正常，髋关节屈曲、内收、外展、内旋、外旋等功能存在。此节段损伤患者典型的动作是由于其股四头肌肌力达到三级以上，膝关节可伸展，再加上其部分臀大肌和阔筋膜张肌及胫骨前肌的功能存在，髋关节的屈曲和膝关节的伸展比较充分，踝关节具有一定的背伸及内翻功能，所以，这类患者在使用踝 – 足矫形器（AFO）的情况下，利用肘拐或是前轮式助行架可以进行社区功能性步行。如果患者有下垂足，则需要穿戴短下肢矫形器（Short Leg Brace, SLB），以达到完全地生活自理。

## （二）康复目标

**1. L1 ~ L2 损伤**　除完成 T1 ~ T12 节段康复目标之外，可以借助矫形器和拐杖进行家庭功能性步行。

**2. L3 ~ L5 损伤**　除完成 L1 ~ L2 节段康复目标之外，可以借助矫形器和手杖进行社区功能性步行。

## 三、骶椎脊髓损伤

**1. 功能障碍特点**　患者髋关节后部的臀中肌、腘绳肌及小腿的胫骨前肌、胫骨后肌、足趾伸肌的功能都存在，可以主动进行足外翻和跖屈。比目鱼肌、腓肠肌及足趾伸肌存在功能，足趾屈肌的力量有时比较弱，从足趾实际活动情况和防止姿势变形上有时会考虑使用鞋型矫形器。除此之外，这一节段脊髓损伤患者几乎都可实现社区功能性步行（有些患者需要借助手杖）。患者所有的活动都能自理。

**2. 康复目标**　使用踝足矫形器、足托和手杖可进行社区功能性步行。

# 第二节　矫形器的选择与应用

## 一、胸椎脊髓损伤

### （一）早期康复阶段

**1. T1 ～ T5 损伤**　此节段脊髓损伤患者早期康复阶段应佩戴颈 – 胸矫形器（CTO），以确保脊柱的稳定、限制脊柱的异常运动及减少椎体承重。其中，常用的颈 – 胸矫形器为颈胸（可调）矫形器和定制 – 模塑型颈胸矫形器。

（1）颈胸（可调）矫形器（图 4-1）：指从颅骨到颈椎再延伸至胸廓部位的支撑式矫形器，由热塑板材制作而成，可以限制颈椎的屈曲、伸展、侧屈、旋转运动。由于热塑板的灵活性较强，可根据实际医疗需要进行高度的调整。此矫形器主要用于为胸椎稳定性骨折、韧带损伤或严重的颈部扭伤患者提供固定及康复期的保护。不过，若患者颈部、下颌部、枕部、上胸部皮肤不能耐受压力，则不适用此款矫形器。

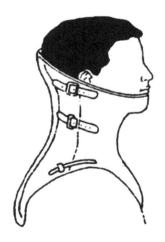

图 4-1　颈胸（可调）矫形器

（2）定制 – 模塑型颈胸矫形器（图 4-2）：制作时需要按照患者颈部石膏模型模塑而成，是一种全接触式的头颈胸矫形器。此款矫形器上缘延伸到下颌和枕部，下缘延伸到胸廓下缘，因此，它能够更好地限制颈椎各个方向的运动，尤其是在矢状面上的运动。此款矫形器对治疗中胸椎稳定性骨折和脊髓损伤、韧带损伤尤其适用，但不适用于颈部、下颌部、枕部、上胸部皮肤不能耐受压力的患者。

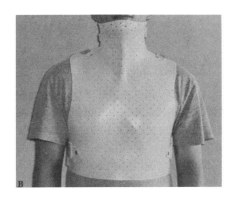

图 4-2　定制 – 模塑型颈胸矫形器

**2. T6 ~ T12 损伤**　此节段脊髓损伤患者早期康复阶段应佩戴硬性胸腰骶矫形器（TLSO），以确保脊柱的稳定，保持良好的力学对位对线。其中，常用的有模塑型胸腰骶矫形器、骑士泰勒型胸腰骶矫形器、朱厄特型胸腰骶矫形器和屈曲侧屈旋转控制胸腰骶矫形器。

（1）模塑型胸腰骶矫形器（图 4-3）：又称为躯干背架，制作时需要按照患者躯干部位的石膏模型模塑而成，故能够最大限度地与身体贴合，使压力不会过分集中于某一点或某几点，能够有效地保持躯干的对位对线，限制胸腰椎屈曲、侧屈及扭转。另外，这款矫形器还有重量轻、易清洁的优点。

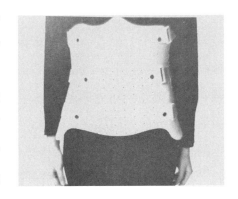

图 4-3　模塑型胸腰骶矫形器

（2）骑士泰勒型胸腰骶矫形器（Taylor's Brace）（图 4-4）：又称屈伸控制胸腰骶矫形器（TLSO Flexion-Extension），可简写为 TLSO（F-E）。其后方由金属部件构成，前方由软性的腹部垫构成，能够有效地限制胸腰椎的屈曲、伸展及局部的侧弯和旋转；它还能固定脊柱于伸直位，腹带或腹托具有合适的压力时还可起到增大腹腔内压的作用，对骨盆也有良好的固定性能；另外，肩带的设计不会过多地妨碍上肢活动，对于 T7 以下的胸腰椎损伤的术后固定有良好的作用，同时，还可用作保守治疗和康复训练中的运动保护。

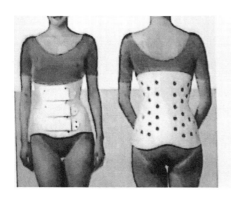
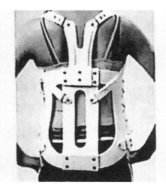
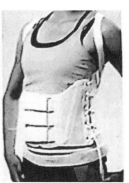

图 4-4　骑士泰勒型胸腰骶矫形器

（3）朱厄特型胸腰骶矫形器（Jewett TLSO）（图 4-5）：又称为屈曲控制胸腰骶矫形器，可缩写为 TLSO（F），亦称过伸式 TLSO，是一种预制矫形器，可以根据患者身体的测量尺寸快速组装。这款矫形器最初的设计意图就是为了替代石膏背心治疗脊柱骨折，目前，它一般用于治疗胸腰椎的创伤性压缩性骨折，有时也用于治疗休门氏病（Scheuermann's Disease）和胸椎骨质疏松症引起的后突畸形。此矫形器是利用框架连接前方的胸骨垫与耻骨上垫而产生的向后方的力，与后方胸腰椎垫产生的向前方的力构成三点固定式矫形器，（图 4-6）。但需要注意的是，这种矫形器由于胸腰垫向前的力位于胸腰椎部位，胸骨托垫向后的力大约位于胸骨或 T5 平面，因此，其对中胸椎屈曲畸形的控制缺乏足够的杠杆力臂，控制效果不佳。

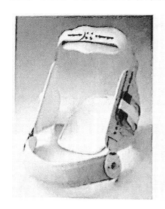
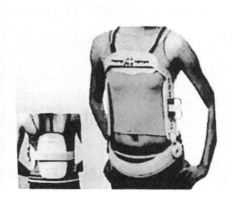
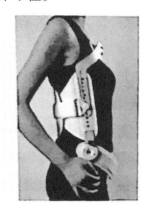

图 4-5　朱厄特型胸腰骶矫形器

（4）屈曲侧屈旋转控制胸腰骶矫形器（TLSO Flexion-Lateral-Rotary）：可缩写为 TLSO（F-L-R）。传统的斯坦德勒型胸腰骶矫形器（Steindler Type Thoraco-Lumbo-Sacral Orthosis）、牛角型胸腰骶矫形器及我国于 1964 年所设计的胸腰骶矫形器，都

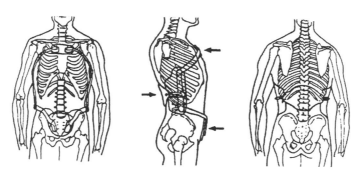

图 4-6　三点固定示意图

属于这类矫形器。其中，传统款多为按石膏模型制作的金属框架结构，包括骨盆条、后背条、胸条、侧条、前直条、两个胸托垫和一个耻骨联合托垫。通常，其金属条外面包覆一层塑料防护层，两个胸垫分别位于胸骨柄的两侧、锁骨的下方，耻骨垫位于耻骨联合部位。而现在，这类矫形器已发展为使用塑料板模塑成型。

## （二）后期康复阶段

**1. 脊柱矫形器**　胸椎脊髓损伤患者后期康复阶段可以借助软性脊柱矫形器达到限制胸腰部运动、减轻腰部承重、使躯干直立，以及增加腹腔内压从而增加肺活量提高换气率等作用。其中，最常用的是软性围腰（图 4-7），它采用结实耐磨的弹性织物材料制作，根据患者的情况加装不同硬度的金属支条，使用时将这些金属支条按照人体的曲线弯曲至服帖。软性围腰具有轻便、透气性好的优点，同时，由于采用了尼龙搭扣或魔术贴，其松紧度的调节也十分方便。

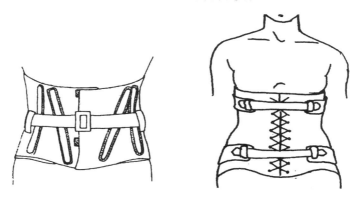

图 4-7　软性围腰

### 2.下肢矫形器

（1）T1～T10损伤：此节段脊髓损伤患者后期康复阶段需要佩戴髋膝踝足矫形器（HKAFO），来达到提供支撑、免荷、稳定、补高等目的；同时，借助髋膝踝足矫形器和助行辅助器具达到辅助患者站立和行走的作用。交替迈步矫形器也适用于此节段脊髓损伤患者。

1）髋膝踝足矫形器（图4-8）：在金属膝踝足矫形器基础上增加髋关节铰链、铰链锁和骨盆带制作而成。它可以限制髋关节的活动。

2）交替迈步矫形器：

①交替迈步矫形器（Reciprocating Gait Orthosis，RGO）（图4-9）：这种矫形器由一对髋膝踝足矫形器和一条连接其上的硬骨盆带构成，双侧髋关节铰链仅有屈伸功能，由两条带套管的牵引索相连，矫形器的胸托上缘位于剑突和肋骨下。当患者站立时，其借助双拐和助行器将躯干向后倾时一侧髋关节后伸，通过牵引索使另一侧髋关节屈曲，达到迈步向前的动作。交替迈步矫形器能够帮助患者站立、行走和自行坐下；预防和减少泌尿系统感染；促进排便，增加消化系统的活动；提高日常生活和工作中的行走能力，从而扩大社交活动，减轻心理压力。通过患者行走时重心向两侧移动，来引导患者前行，交替迈步矫形器真正实现了使截瘫患者回到"用自己的脚步行"的状态。

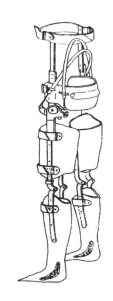

图4-8　髋膝踝足矫形器

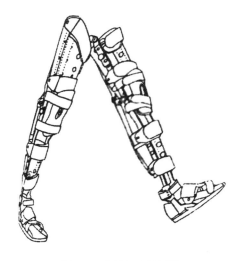

图4-9　交替迈步矫形器

②高级交替迈步矫形器（Advanced Reciprocating Gait Orthosis，ARGO）（图 4-10）：其特点是只用一条带套管的牵引索连接双侧髋关节铰链，它们相互交替控制髋关节的屈伸，大大减小了摩擦阻力。高级交替迈步矫形器由于去除了大腿内侧金属直条和后侧金属半月箍，患者可以在坐位方便地穿戴矫形器，且矫形器的重量也大大减轻。

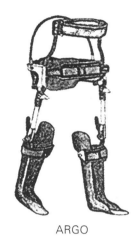
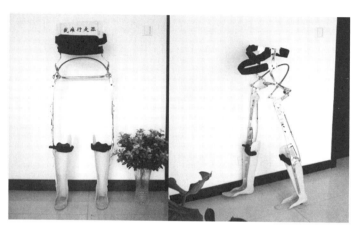

ARGO

图 4-10　高级交替迈步矫形器

③奥托博克高级交替迈步矫形器（Otto Bock Reciprocating Gait Orthosis，Otto Bock RGO）（图 4-11）：其特点是双侧髋关节铰链为双轴系统，一个是坐轴，一个是步行轴，坐轴铰链带锁，坐位时将其打开，步行轴是呈 35° 倾斜的轴。使用这款矫形器以倾斜步态步行中，可以做到当骨盆旋转 15° 时，双下肢矫形器的足托不产生旋转变化，下肢矫形器前进方向不变，步态相较于使用交替迈步矫形器和高级交替迈步矫形器，变得更流畅、平滑，更接近于正常人的生理步态。

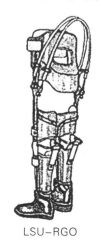
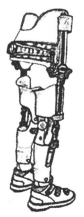

LSU-RGO　　　　　　　　　Otto Bock RGO

图 4-11　奥托博克高级交替迈步矫形器

④沃克博特步行系统（Walkabout Walking System）（图4-12）：其特点是没有骨盆装置，髋关节铰链装配在大腿的内侧，可以有效地控制髋关节的内收、外展、内旋、外旋，借助躯干的前倾和下肢的惯性使下肢向前摆动。这款步行系统具有重量轻、造型美观、易于穿脱等优点。

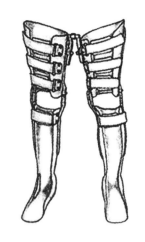

图4-12　沃克博特步行系统

（2）T11～T12损伤：此节段脊髓损伤患者后期康复阶段需佩戴膝踝足矫形器（KAFO），其重量轻、外观美，可以置于鞋内。按照制造材料主要分为金属条膝踝足矫形器和塑料膝踝足矫形器，踝部一般为硬踝结构，具有控制距下关节内翻/外翻的功能、控制踝关节的背屈/跖屈的制动功能，还对膝关节具有内外侧的稳定作用。

①金属条膝踝足矫形器（图4-13）：又称为长下肢矫形器，是由踝足矫形器、机械膝关节铰链和大腿部分的支条、皮箍等结构组成的，膝铰链可选用落环锁、拉线锁和棘爪锁。

②塑料膝踝足矫形器（图4-14）：具有整体性好、便于清洁的优点，同时能够更好地控制压力的分布。

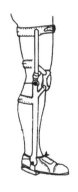

图4-13　金属条膝踝足矫形器

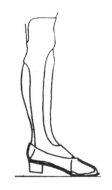

图4-14　塑料膝踝足矫形器

## 二、腰椎脊髓损伤

### （一）早期康复阶段

**1. L1～L2损伤**　此节段脊髓损伤患者早期康复阶段需佩戴硬性胸腰骶矫形器。矫形器的具体种类同上述胸椎脊髓损伤早期康复阶段患者。

**2. L3 ~ L5 损伤**　此节段脊髓损伤患者胸椎稳定性较好，因此，他们在早期康复阶段可以佩戴硬性腰骶矫形器即可达到支撑、减轻脊椎椎体之间及周围肌肉软组织压力、限制脊柱运动的作用。

## （二）后期康复阶段

**1. 脊柱矫形器**　腰椎脊髓损伤患者后期康复阶段也可以借助软性脊柱矫形器达到限制胸腰部运动、减轻腰部承重、使躯干直立，以及增加腹腔内压从而增加肺活量提高换气率的作用。其中，最常用的是软性围腰。

**2. 下肢矫形器**

（1）L1 ~ L2 损伤：此节段脊髓损伤患者后期康复阶段需佩戴膝踝足矫形器配合助行辅助器具锻炼站立和步行。

（2）L3 ~ L5 损伤：此节段脊髓损伤患者后期康复阶段需佩戴踝足矫形器（AFO）达到稳定踝关节、补偿踝足力量的作用。踝足矫形器以塑料踝足矫形器、金属条踝足矫形器、碳纤踝足矫形器为代表，也有带关节铰链的踝足矫形器。

①塑料踝足矫形器：具有踝关节，背屈肌弱时可控制踝关节的跖屈，而趾屈肌弱时则可控制背屈。包括后侧弹性踝足矫形器（图4-15）、螺旋形踝足矫形器（图4-16）、硬踝塑料踝足矫形器（图4-17）。

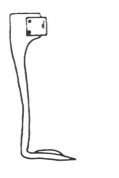

图 4-15　后侧弹性踝足矫形器

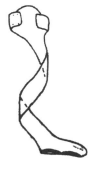

图 4-16　螺旋形踝足矫形器

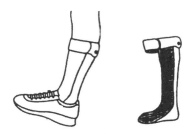

图 4-17　硬踝塑料踝足矫形器

②金属条踝足矫形器（图4-18）：较易调整踝关节的活动范围及辅助其跖屈与背屈，适用于步行训练的早期。

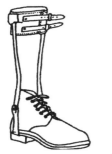 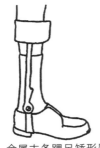 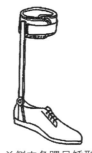 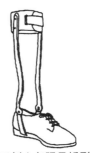

A. 金属支条踝足矫形器　　B. 单侧支条踝足矫形器　　C. 双侧支条踝足矫形器

图 4-18　金属条踝足矫形器

③碳纤踝足矫形器（图4-19）：可解决不同程度、不同情况下的足下垂，使大多数患有足下垂的患者可以轻松完成日常生活活动。

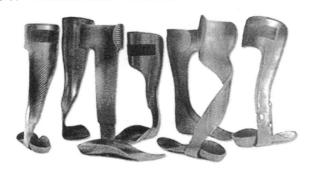

图 4-19　碳纤踝足矫形器

④带关节铰链的踝足矫形器（图4-20）：在踝关节水平以塑料或金属踝铰链连接上下两片，以患者的小腿和足部为模型定制而成。其功能为提供踝关节的中间/侧向稳定、跖屈/背屈控制，典型的用法是允许背屈而限制跖屈。适用于矫正足下垂。

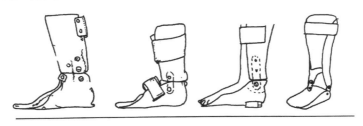

图 4-20　带关节铰链的踝足矫形器

## 三、骶椎脊髓损伤

此节段脊髓损伤患者通常会选用普通踝足矫形器、足外翻矫形器（ORTOP）、碳纤踝足矫形器，日本油压碳纤踝足矫形器等。

# 第三节　移动辅助器具的选择与应用

## 一、轮椅

胸腰骶节段脊髓损伤患者使用普通轮椅或电动轮椅，即可满足日常出行和训练所需。由于患者上肢功能普遍良好，故他们无需对轮椅进行加高座椅靠背、改造扶手等改装操作。下面介绍几种常用轮椅。

### （一）选用类型

**1. 手动轮椅**　如图4-21，可由患者以双上肢驱动或他人推行。这类轮椅常配有多种刹车制动方式，比如肘节式双侧分离驻车制动器（胎刹）、推行把手行车制动器（鼓刹、牵引刹车线）。此外，轮椅还配有双侧可拆式调节型脚踏板、足跟带、双侧可后掀侧挡板扶手（便于转移）。

**2. 电动轮椅**　如图4-22，通常由控制器驱动，有些电动轮椅闭合开关时亦可由

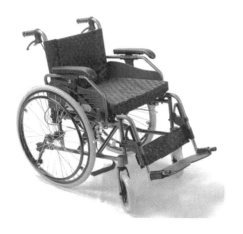

图 4-21　手动轮椅

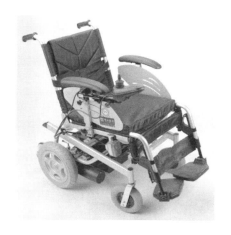

图 4-22　电动轮椅

人力推行。常用电动轮椅中有一种中轮驱动型六轮电动轮椅，其回转半径小，配置前后转向轮的悬吊装置使该轮椅在不平路面行驶过程中具有较好的稳定性和减震效果；其座面高度可调，方便患者探取高处物品；这种轮椅还配置可更换头枕、姿势保持型靠背（通用凹陷型）、姿势保持座面（常采用通用波浪形坐垫：前高后低并带有较小的分腿器）；双侧固定式调节型脚踏板、小腿带、双侧固定式侧挡板扶手。

**3.篮球轮椅**　如图 4-23，通常配有定制框架，轮椅的脚踏板下面装有防止损坏比赛场地的保护装置，轮椅后面装有防倾斜小轮用于保护患者安全。轮椅可由患者以双侧上肢驱动，配有定制型驱动轮和转向轮。驱动轮为"八"字型设计，以增强转向时轮椅的稳定性，极小的转向轮则用来增加轮椅在活动中的灵活性。此外，这类轮椅还配有定制型靠背和坐垫。

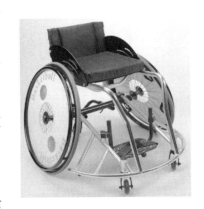

图 4-23　篮球轮椅

**4.竞速轮椅**　如图 4-24，通常配有定制框架。轮椅由患者以双侧上肢驱动，配有定制型驱动轮和导向轮。与篮球轮椅相似，竞速轮椅的驱动轮亦采用"八"字型设计，以增加转向时轮椅的稳定性。轮椅的导向轮通过卡钳的调节，可在固定和非固定间切换（长距离竞速有转向需要）。此外，竞速轮椅采用转向手柄配置行车制动，配有定制型靠背和坐垫。

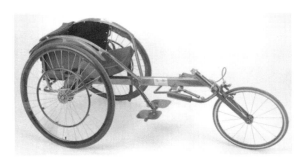

图 4-24　竞速轮椅

**5.便携式坐便洗浴轮椅**　如图 4-25，可进行完全折叠，折叠后约相当于普通旅行箱大小，可收纳携带，方便旅行时使用。这类轮椅整体框架采用聚乙烯材料，防水效果较好；具有一定的可移动性，在室内短距离移动时有较好的效果。

**6.便携式轮椅**　如图 4-26，一般由他人推行。这类轮椅通常采用铝合金材质，重量大约为 9.7 千克，承重大约为 100 千克，轻便易携带，可以轻松放入汽车后备箱。其扶手可向上掀起，脚踏板亦可上翻，方便患者上下轮椅。

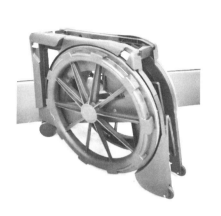

图 4-25　便携式坐便洗浴轮椅

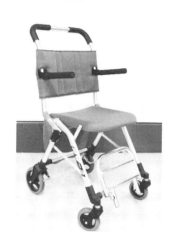

图 4-26　便携式轮椅

**7. 运动生活轮椅**　如图 4-27，可由患者以双上肢驱动或他人推行。这类轮椅采用高强度异型铝合金材质，具有轻质且高强度等优点。其车轴架的设计可将车轮位置上下、左右调整，便于将扶手圈最大限度地靠近患者身体，使患者操控轮椅时更加省力。脚踏管和脚踏板的独特设计，使轮椅折叠后内间距只有 15mm。轮椅靠背的张力带可根据患者身体情况进行调节。

**8. 单助力电动轮椅**　如图 4-28，可由患者以双上肢驱动或他人推行。这类轮椅采用电动助力轮，即便患者使用手圈驱动，也非常省力，使手动轮椅拥有更大的活动范围。另外，轮椅还配有脚踏板、足跟带、高低可调挡板扶手。

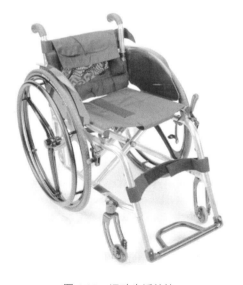

图 4-27　运动生活轮椅

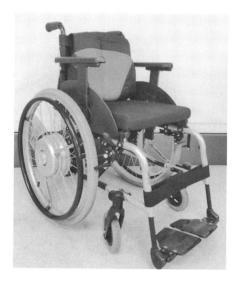

图 4-28　单助力电动轮椅

## （二）应用训练

### 1. 转移

（1）轮椅—床侧方转移（图 4-29）：将轮椅靠近床边呈 30°，刹好车闸。患者的头和躯干向床的反向前屈，一手撑住床面，一手撑住轮椅扶手，将臀部抬起移至床面上。

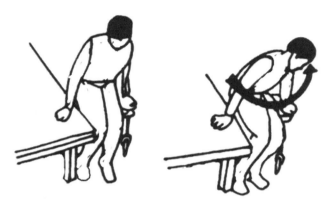

图 4-29　轮椅—床侧方转移

（2）轮椅—床直角转移（图 4-30）：首先，使轮椅与床呈直角，距离大约 30cm，刹好车闸。患者用右侧前臂钩住轮椅扶手以保持坐位平衡，以左手腕部置于右膝下并向上抬起，使右下肢平放于床边，用同样的方法将左下肢也平放于床边。然后打开轮椅车闸，使轮椅贴近床沿，再刹好车闸。最后，患者双手按住扶手向上撑起，同时用力向前将臀部移动到床面上。

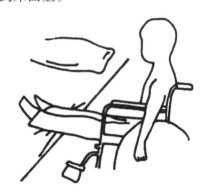

图 4-30　轮椅—床直角转移

（3）地面—轮椅侧方转移（图 4-31）：患者于地面上坐稳，将轮椅摆好并刹好车闸，以一侧手撑在轮椅座位上，用力撑起臀部使腿伸直并向座位上移动；待臀部靠在座位上后，患者再以另一侧手撑住腿，并沿着腿的方向将手的着力位置逐渐向上移动，直至将身体坐直。

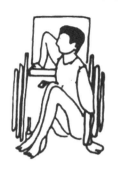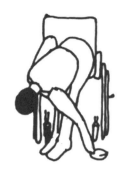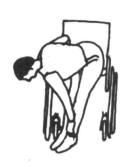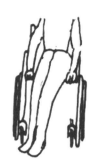

图 4-31　地面—轮椅侧方转移

（4）地面—轮椅前方转移（图 4-32）：患者于地面上坐稳，将轮椅摆好并刹好车闸，面向轮椅从地面上撑起臀部直至跪在轮椅前面；再用双手撑在扶手上，用力提起身体，放松一侧手，扭转身体坐在轮椅上。

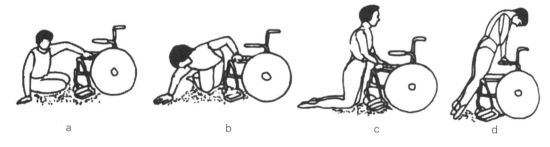

a　　　　　　　b　　　　　　　c　　　　　　　d

图 4-32　地面—轮椅前方转移

（5）地面—轮椅后方转移（图 4-33）：患者于地面上坐稳，将轮椅摆好并刹好车闸，背对轮椅；然后，患者将双手撑在轮椅座位上，使臀部从地面逐渐提起，并向后移动臀部坐在轮椅上。

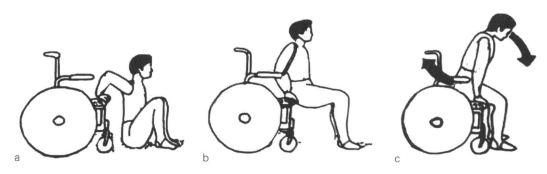

a　　　　　　　　　　b　　　　　　　　　　c

图 4-33　地面—轮椅后方转移

**2.轮椅操作训练**

（1）前进、后退、转弯等操作训练：患者应戴上橡胶无指轮椅手套，并将轮椅手动轮缠上橡胶或者安装小把手以便于驱动。

（2）乘坐轮椅开关门训练：将轮椅停在门被打开一侧的斜前方，患者一手开门一手驱动轮椅进门，进入后反手关门。

（3）轮椅上斜坡训练：患者躯干前倾，双手握住轮椅手动轮后方用力向前推。

（4）轮椅下斜坡训练：患者上身向后仰靠在轮椅靠背上，双手轻握手动轮控制轮椅下行速度。

（5）抬前轮训练：患者双手握住手动轮，将手动轮向后轻拉，然后快速向前用力推，将脚轮抬起，辅助者站于轮椅后方用双手或悬吊绳索保护患者安全。待患者掌握平衡后，由患者独立上抬前轮，并练习前进、后退、转弯等动作（图4-34）。

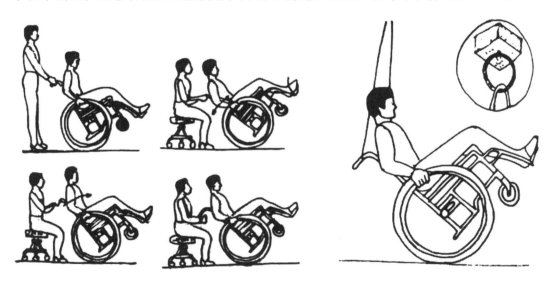

图 4-34    轮椅抬前轮训练

（6）上下台阶训练（图4-35）：上台阶时，患者先抬起前轮，接着将躯干前倾向前驱动后轮，待将前轮置于台阶上之后，用力推动手动轮将后轮也推上台阶。下台阶时，患者先抬起前轮，再驱动手动轮将后轮推下台阶。

**3.减压训练**    由于久坐轮椅者的坐骨结节等骨性突起部分所承受的身体压力较大，故治疗师或照料者应该教会患者如何进行自我减压，目的是预防压疮。具体方法如图4-36。

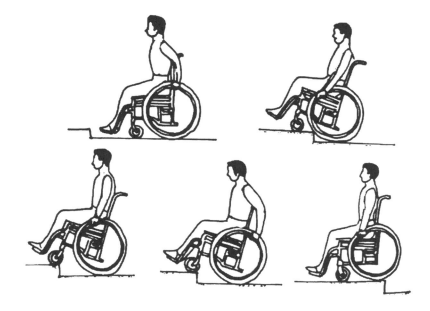

图 4-35　上下台阶训练

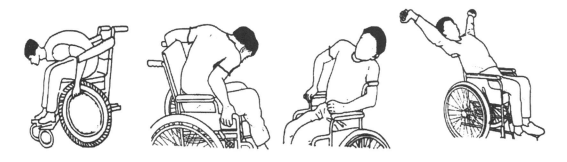

图 4-36　减压训练

## 二、助行辅助器具

胸腰骶椎脊髓损伤患者可利用助行辅助器具配合矫形器进行站立和步行的训练。其中，胸椎脊髓损伤患者多使用助行架和双腋拐，腰骶椎脊髓损伤患者使用双肘拐或手杖即可。

### （一）选用类型

**1. 助行架**

（1）轻型助行架（图 4-37）：双臂操作类助行器中最简单的一种，又称为 Zimmer

架。这是一种没有脚轮的三边形金属框架，有的带有铰链结构，可以左右交替推进，从而带动助行架向前移动，因此，又被称为交互式助行架。

（2）框式四脚助行架（图4-38）：一般为固定框式四脚结构，由手柄、杆体、支脚垫组成，室内使用。这种助行架的整体高度多段可调，通过调节杆体长度完成；支脚垫具有防滑、减震的作用；可左右折叠，便于携带收纳。

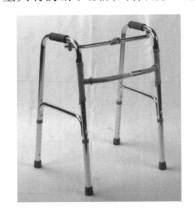 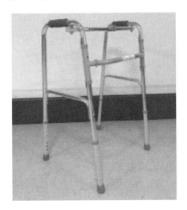

图4-37　轻型助行架　　　　　　　　　　图4-38　框式四脚助行架

（3）阶梯框式助行架（图4-39）：通常为固定框式四脚结构，由手柄、杆体、支脚垫组成，室内使用。这种助行架低处的扶手可供患者起立时抓握，还可作为马桶扶手使用；其整体高度多段可调，通过调节杆体长度完成；支脚垫具有防滑、减震的作用；可左右折叠，便于携带收纳。

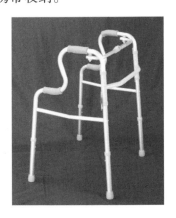

图4-39　阶梯框式助行架

（4）轮式助行架（图4-40）：一种带脚轮的双臂操作助行器，包括手扶四轮助行架、肘托式四轮助行架。这种配有脚轮的助行器有很多种形式，但只适用于能够良好控制手闸的患者。

（5）助行台（图4-41）：一种带有前臂托和脚轮的助行支架，有脚轮的站立辅助器也是这类助行台的一种类型。助行台适用于手部和腕部力量不足或不能承重的患者，步行时，患者前臂放在平台上。有的支撑平台尺寸较大，给患者提供了更大的支撑平面，承重能力增加，室内使用；通过手控刹闸，患者可控制助行器行进速度，更好地增加助行器的稳定性。

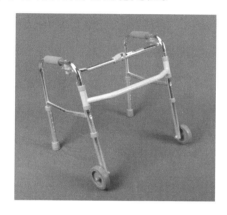

图 4-40　轮式助行架

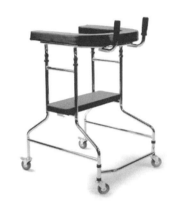

图 4-41　助行台

**2.腋拐**　如图4-42，由腋托、手柄、杆体、支脚垫组成；杆体长度多段可调，腋托呈弧形；手柄高度可调节，适用于不同臂长的患者；配有支脚垫，可防滑、减震；可以承担患肢负重的70%～80%。

**3.肘拐**　如图4-43，其肘托、手柄采用一体成型，符合人体工学设计；杆体长度多段可调，适用于不同身高的患者；配有支脚垫，可防滑、减震；可以承担患肢负重的40%～50%。

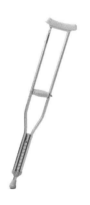

图 4-42　腋拐

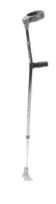

图 4-43　肘拐

### 4. 手杖

（1）单脚手杖（图 4-44）：把手采用聚乙烯材料并进行防滑处理；杖体采用铝合金材料，不仅非常轻便，而且材料强度高，稳定耐用；手杖头采用橡胶材料制成，具有防滑和耐磨的特点；可减少患侧下肢承重的 20% ～ 30%。

（2）四脚手杖（图 4-45）：相较于单脚手杖，四脚手杖在把手、杖体及手杖头的设计方面采用了同类的材料与设计理念。然而两种手杖所不同的是，四脚手杖采用多支脚设计，更适用于平坦路面。当四脚手杖的多支脚同时平放时，其稳定性远胜于单脚手杖，可为患者提供更加稳健的支撑。

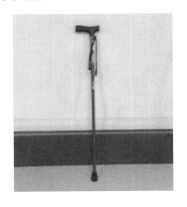

图 4-44　单脚手杖

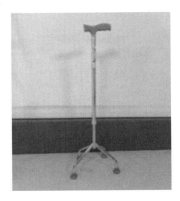

图 4-45　四脚手杖

（3）助起式四脚手杖（图 4-46）：这款手杖与四脚手杖从材料到外观及使用特点，具有很高的相似性。在此基础上，助起式四脚手杖的把手采用了双弯式设计，低处的把手可供患者起立时抓握。

（4）轮式手杖（图 4-47）：把手采用聚乙烯材料且进行防滑处理，并配有手刹，可控制后轮行进速度及制动；杖体采用铝合金材料制成，既轻便，又稳定耐用；杖体上部可加装挂钩，用于悬挂购物袋等；配有脚轮，方便移动；可折叠收纳，便于携带。

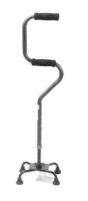

图 4-46　助起式四脚手杖

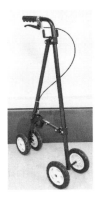

图 4-47　轮式手杖

## （二）步行训练

### 1. 使用拐杖步行

（1）基本动作训练：

①向左、右、前、后移动重心；

②交替侧抬、上抬一侧腋拐；

③将腋拐抬起放于身前、身后；

④上提一侧下肢，并向前、向后迈步。

（2）摆至步训练（图4-48）：患者将双侧腋拐同时放置于身体前方，躯干前倾，由腋拐支撑身体重心前移，同时通过伸肘、压低肩胛骨、低头、收紧核心肌群来提起骨盆和双下肢，将双下肢向前摆出一小步。当双脚落至腋拐位置后，重新平衡站姿，并迅速前置拐杖以获得更大的稳定性。

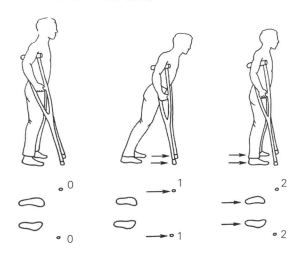

图4-48　摆至步训练

（3）摆过步训练（图4-49）：患者将双侧腋拐同时放置于身体前方，躯干前倾，由腋拐支撑身体重心前移，通过伸肘、压低肩胛骨、低头、收紧核心肌群来提起骨盆和双下肢，将双下肢向前摆出一大步。当双脚落在腋拐前方，同时抬头、收肩胛骨并向前推动骨盆以重新获得平衡站姿。

（4）四点步行训练（图4-50）：患者将一侧腋拐向前，同时通过提髋提起对侧下肢，向前摆动并平衡站姿；再将另一侧腋拐向前，重复上述动作。

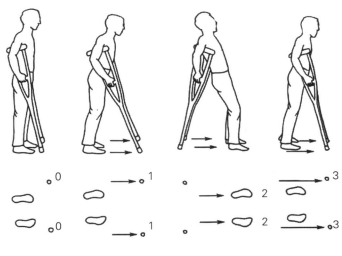

图 4-49　摆过步训练

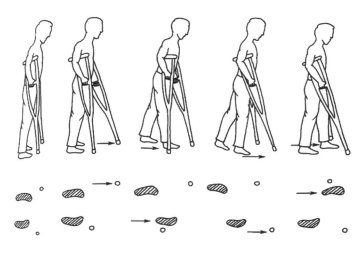

图 4-50　四点步行训练

（5）上下台阶训练：

①上台阶（图 4-51）：平衡站姿，双拐置于台阶上，通过伸肘、压低肩胛骨，收紧核心肌群而将双下肢提上台阶，同时抬头、收肩胛骨并向前推动骨盆以重新获得平衡。

②下台阶（图 4-52）：双拐置于台阶边缘，平衡站姿，摆过步迈下台阶，再次平衡站姿。

**2. 使用助行器步行**

（1）迈步行走：助行器一侧向前，然后迈出对侧下肢。轮到另一侧，重复这个过程（图 4-53）。

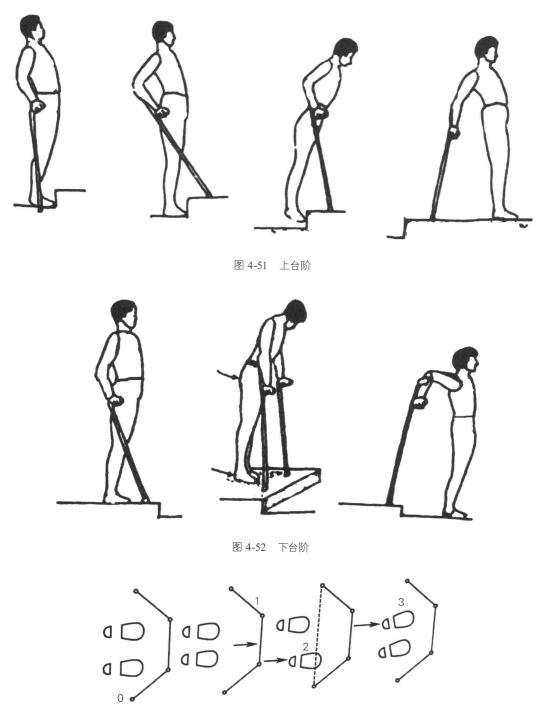

图 4-51　上台阶

图 4-52　下台阶

图 4-53　迈步行走

（2）摆步行走：将助行器抬起并放置到身体前方一步的位置，然后，伸肘、压低肩胛骨、收紧核心将身体撑起，双下肢同时向前摆动一小步，平衡站姿。

**3.下肢不全瘫患者的步行** 损伤程度较重的下肢不对称性瘫痪经常见于腰骶脊髓损伤或马尾神经损伤患者。若腰骶脊髓阶段双侧损伤平面不一致，对双下肢的影响会有很大不同，比如有的患者一侧下肢负重支撑能力良好，另一侧却需要佩戴髋膝踝矫形器才可达到稳定支撑。同时，肌张力对于胸腰骶部不完全性脊髓损伤患者下肢运动功能的影响也是很明显的，肌张力越高、痉挛明显的患者，运动功能越欠佳，且痉挛的存在会带来一定的危险性，尤其患者在步行、转移时更加明显。

（1）踝周瘫痪：常出现的原因在于踝背伸肌无力和踝跖屈肌无力。踝背伸肌无力常出现于L4～S1脊髓损伤患者，出现所谓"足下垂"。足下垂患者为了避免在步行时足尖碰到障碍物，经常会采取加大屈髋屈膝角度的代偿动作，即出现像跨门槛一样的"跨阈步态"（图4-54）。踝跖屈肌主要是指小腿三头肌、胫后肌、趾长屈肌等，在正常人的站立和步行中起到维持前后平衡和推动迈步的作用，马尾神经损伤的患者常会出现踝跖屈肌无力，因此，他们步行时常出现髋膝关节屈曲的"蹲行步态"，或者由于主动伸膝代偿而出现"膝过伸步态"（图4-55）。

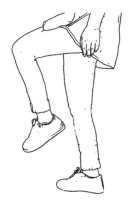
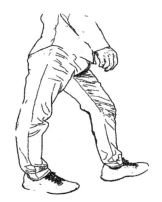

图 4-54 跨阈步态　　　　　图 4-55 膝过伸步态

踝周瘫痪的患者可通过佩戴踝足矫形器来维持踝关节在中立位上，同时提供一定的踝背伸和踝跖屈辅助。在保证踝关节稳定且有一定的活动度的情况下，患者可借助拐杖进行步行训练。临床上，专业人员会为不同症状的患者选择不同类型的踝足矫形器。

（2）膝周瘫痪：常出现的原因在于股四头肌和腘绳肌无力。股四头肌在步行支撑相中，对保持膝关节的稳定支撑起到了很重要的作用。L2～L4脊髓损伤患者常会出现股四头肌无力，导致膝关节无法有效地支撑和缓冲，因此，在支撑前相常以膝过伸来保持支撑体重。不过，临床上脊髓损伤患者很少会出现单纯的股四头肌无力，通常都会合并髋周和踝周的肌力不足。腘绳肌的主要作用是在步行支撑相中末期和摆动相前期控制膝关节的屈伸速度与角度，腘绳肌无力的患者通常也会采取膝过伸进行代偿，或由于膝关节不适而采取"蹲行步态"。

膝周瘫痪的患者可以佩戴膝关节限位矫形器（图 4-56）来限制膝关节在某一安全范围内活动。若患者还有踝周、髋周肌力问题，可同时配合对应矫形器进行步行训练。

（3）髋周瘫痪：常出现的原因在于伸髋肌群无力、屈髋肌群无力和髋外展肌群无力三种情况。屈髋肌群主要指髂腰肌，胸腰段脊髓损伤不全患者常会出现单侧屈髋肌力不足，故会借助髋关节外展外旋、后仰躯干或对侧下肢提足跟来代偿，最常见的步态是先外展外旋髋关节，而后依赖内收肌群向前画圈迈步。伸髋肌群主要指臀大肌，马尾神经损伤的患者常会出现臀大肌麻痹，故为了维持身体站立位稳定，

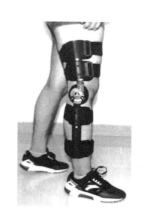

图 4-56　膝关节限位矫形器

患者常呈现髋关节伸展、躯干后仰的状态，步行时也保持着挺腹的臀大肌步态（图 4-57）。髋外展肌群主要指臀中肌，臀中肌无力的患者维持骨盆中正困难，故患者经常通过左右大幅摆动躯干来代偿实现步行时骨盆的高度一致，这种步态被称为臀中肌步态，也称"鸭步"（图 4-58）。

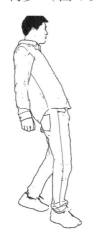

图 4-57　臀大肌步态

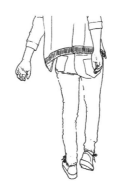

图 4-58　臀中肌步态（鸭步）

由于大多数脊髓损伤患者存在双侧髋周肌力不足，故为他们选择步行矫形器，可基本参照胸腰段完全性脊髓损伤患者。

# 第四节　日常辅助器具的选择与应用

　　胸腰骶椎脊髓损伤患者的上肢功能普遍存在，手指精细功能较好，因此，治疗师只需要考虑如何帮助患者利用辅助器具达到省力和便捷的目的即可。生活中常用的辅助器具有拾物器（图 4-59）、鞋拔（图 4-60）、开罐器（图 4-61）、加高坐便器（图 4-62）、洗澡椅（图 4-63）、特制手柄钥匙（图 4-64）、助起座椅（图 4-65）、穿袜器（图 4-66）等。

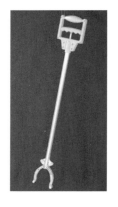

图 4-59　拾物器

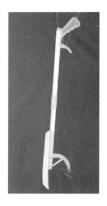

图 4-60　鞋拔

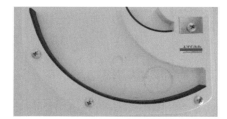

图 4-61　开罐器

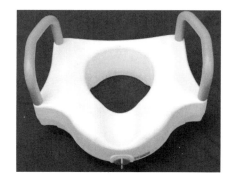

图 4-62　加高坐便器

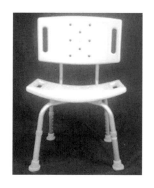

图 4-63　洗澡椅

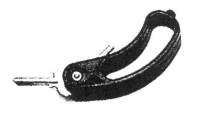

图 4-64　特制手柄钥匙

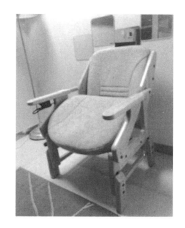 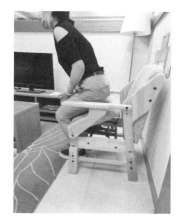

图 4-65　助起座椅

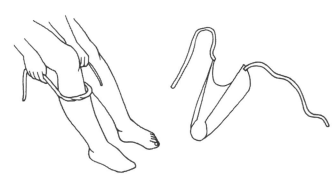

图 4-66　穿袜器

（周梦笛　李铭哲）

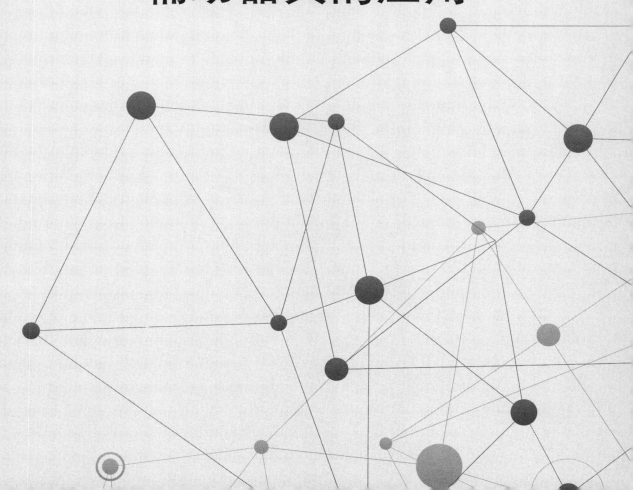

# 第五章

# 家庭与社区生活
# 辅助器具的应用

为了使脊髓损伤患者在家庭和社区生活中能够最大程度地独立进行各种活动项目，家庭和社区需要进行环境改造。

环境改造是技术和环境干预（Technology and Environment Intervention，TEI）的一个方面，包括家庭环境改造的提供、公共区域无障碍性的评定，以及通用设计原则的应用。

# 第一节　家庭环境改造

## 一、定义

家庭环境改造，即改变或改造患者的家庭环境，以提升其安全性、无障碍性、独立性、便利性或舒适性。这些改变，可能是为了满足患者的当前所需，也可能是为患者将来可能出现的需求进行规划的结果。无论哪种方式，定制家庭环境改造计划是基于个人的需求，目的是增强患者独立性。家庭环境改造可以采取各种形式，如更换或增加固定装置，改变或增加建筑结构，使用自动化的环境控制系统。改造可能很简单，比如更换一个方便患者操作的门把手，加装浴室的扶手，在入口处增加坡道；也可能很复杂，比如重建一个完整的浴室。但目的均是满足患者的无障碍和功能需求。家庭环境改造措施的重要意义之一便是为残疾人群的整个生命周期提供安全、独立的住房环境。

康复治疗师可以简单地推荐一种家庭适应性设备以最大限度地减少环境对患者或照料者的影响，也可以通过更完善的家庭装修以满足患者对环境的需求，且促进其尽可能独立和安全地参与活动。家庭适应性设备通过对家庭布局或结构的改变、调整，以提高患者残存功能的适应能力，如浴缸转换长凳、扶手、升高的座位、更明亮的照明，以及许多其他设备。

## 二、改造的实施过程

家庭环境改造过程包括评定需求、确定解决方案、实施解决方案、培训解决方案的使用及评定改造结果。家庭环境改造可能需要改变或增加结构，以兼顾轮椅的无障碍性为例，设计者在为使用轮椅的患者设计卫生间时，要首先考虑到为轮椅出入和移动预留充足的空间。假设轮椅直入卫生间需要门的宽度至少80cm，如果门口是典型的走廊，轮椅直入前需进行转向，则需要门的宽度至少90cm。另外，卫生间门应该向外开启，且安装杠杆式把手，而不是旋钮式，以便患者更容易操作。再以兼顾轮椅的安全性、便利性为例，淋浴间应该去除妨碍进出的门槛，应该包含一个可以在坐位高度操作的手持式水龙头。此外，水槽的入口可以通过拆除梳妆台来提供放置下肢的空间，或通过安装基座式或壁挂式水槽来实现；长柄式水龙头适用于手功能缺失的患者；防烫伤的温控装置可以保证感觉障碍患者的安全性；淋浴间和马桶旁宜安装扶手、紧急呼叫装置及低位灯开关。

一个支持性的家庭环境对于提升患者的家庭活动参与度是很重要的，居家环境的改造不仅可以提升残疾人的居住安全性和舒适度，还可以在很大程度上增强居家环境所承载的个人和社会价值。家庭改造可以适应患者的整个生命周期，并解决其大多数健康状况的需要，无论是身体的、认知的，还是心理社会的。

# 第二节　通用设计

## 一、设计原则

通用设计被定义为可被所有人最大限度应用的产品和环境的设计，并且所有人不需要学习适应或特殊设计。通用设计原则（由建筑师、产品设计师、工程师和环境设计研究人员于1997年制定，如表5-1所示），目的是使产品和环境能够满足具有多种特性的潜在用户的需求。这些原则表明，为普遍使用而设计的产品应得到公平使用，所有用户的使用方式都相同；适应广泛的用户，避免用户隔离；使用方法简单和直观，允许不同认知水平的个人使用；在不需要理想条件的情况下传递信息；容忍用户的错误，无论其运动或认知水平如何；只需要较低的体力使用；可使用性只与物品的大小和使用空间有关。

表 5-1　通用设计的原则和解释

| 原则 | 解释 |
| --- | --- |
| 使用的公平性 | 所有用户都应该能够以类似或等效的方式使用设计。设计适用于不同能力的人。任何用户都不应该被孤立或歧视，并在使用过程中享有隐私权和安全权。 |
| 使用的灵活性 | 设计应该提供多种使用方法，以适应各种不同的个人偏好、速度、准确度和精确度，以及使用右手或左手。 |
| 使用的简单、直观性 | 设计应该易于理解，并与用户的期望保持一致。尽量减少复杂性，按重要性排列信息，在任务进行中和任务完成后都要有相应的提示。该设计应适应广泛的读写和语言技能，而不考虑用户的经验、知识或集中能力。 |
| 信息的明确性 | 设计应该有效地向用户提供信息，而不考虑环境或用户的感官能力。重要信息应以多种方式（图示、有声语言、触觉）提供，并与有感官障碍的人士的其他获取方式兼容。 |
| 使用的容错性 | 设计应该具有自动防故障特性，并将失误、意外操作或非预期行动的负面结果最小化。输入应该有组织，以便最常用的设计能够最容易被使用。应消除、隔离或屏蔽任何危险。 |
| 低体力需求 | 设计应遵循在身体中立位使用的原则，并避免重复动作。应本着有效性、舒适性和低疲劳感的原则进行使用。 |
| 空间的适宜性 | 设计应允许在坐位和站位下使用，并不能有视线遮挡；有足够的面积和周围空间，方便接近、使用辅助器具。<br>设计应该适应各种水平的够取、不同的抓握方式；无论用户的身材、姿势或移动性如何，均不影响使用。 |

## 二、入口、厨房、浴室与卫生间设计

入口、厨房、浴室与卫生间的设计是住宅单元中最关键的区域。这里描述的元素和特征并不详尽，但它们提供了一个框架，并增加了对通用设计的理解和应用。

1. 入口　许多进入住宅的入口都有常见的障碍。不平整的地面、楼梯，宽度不合适的门廊、门槛和狭窄的门口都会阻碍个人打开、进入和关闭入口门（图 5-1）。通用设计解决方案的关键是既要使患者使用轮椅时无障碍地进出，也同样使健全人士在一些特殊条件下（如搬家、携带行李箱、操控婴儿推车、使用体育设备等）便于进出。

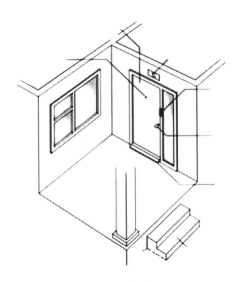

图 5-1 改造前住宅的入口

一个理想的入口应该令使用助行器、手杖、轮椅或其他移动设备者开门时有足够的机动空间。去除门槛可将跌倒的风险降至最低，这对儿童、低视力者、行走障碍人群都是有利的。改造并创建无台阶入口的方法包括设计坡道、平台升降机。每个方法的优点和缺点都必须仔细权衡。

（1）坡道：加装坡道是最常见的住宅无障碍设施改造（图 5-2）。它们的建造速度相对较快，成本也较低。但如果坡道爬升高度超过 70cm，施工量将明显增加且造价也昂贵。坡道应经过周密的规划与设计，使其与住宅的风格相协调。

（2）平台升降机：通常，平台升降机只占不到 2.8m² 空间，可以避免坡道过长造成的空间问题。升降机应安装在遮蔽物下方以避免或减少不良天气影响（图 5-3）。升降机的优点之一是，它便于拆卸，且可迁移安装在其他地方。

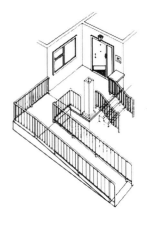

图 5-2 住宅入口处的坡道

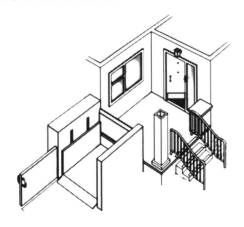

图 5-3 住宅入口处的平台升降机

**2. 厨房**　根据患者个人需求和活动能力水平，并且结合厨房的现状进行的家庭改造，是一个复杂的过程。然而，厨房的通用设计往往可以简化解决方案。图 5-4 展示了厨房的通用设计。

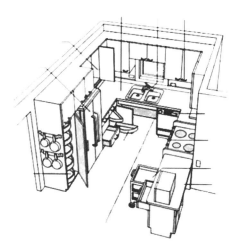

图 5-4　厨房的通用设计

一般而言，对整个厨房进行改造是一项复杂的任务。依据通用设计理念，事先对厨房布局及患者个人使用需求进行全面评定，能够明确一系列特定要素。这些要素不仅确保了患者个人的使用需求得到满足，同时也有利于鼓励其他家庭成员共同参与到日常的厨房活动中。比如，通用设计可以规划出不同高度的料理台面为所有家庭成员提供在厨房使用的空间；设计留有放置下肢的空间的台面和水槽，令轮椅使用者更便捷地在台面上进行操作（图 5-5）。将食物、厨具和餐具放在特定的高度范围内对每个人都有帮助，尤其是那些不能直立、上肢抬举受限、够取远处物品困难的人。

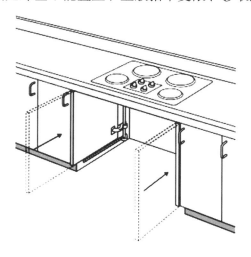

图 5-5　轮椅使用者可用的料理台面

**3. 浴室与卫生间**　浴室和卫生间通常是家庭环境中最复杂、最危险的区域之一。其地面和墙面是坚硬的，通常还是潮湿的，并且缺乏足够的扶手或防滑表面（图5-6）。虽然解决临时问题的辅助产品是可用的，而且通常是必要的，但能够永久使用、美观且具有通用设计特性的改造，追求的则是可以增加浴室与卫生间所有常用装置的安全性及使用的便捷性（图5-7）。比如，下面有空间的盥洗池可以使轮椅使用者方便地洗漱。即便如此，这种设计仍存在一些缺陷，这样的盥洗池通常为壁挂式，几乎没有储存空间，无法提供放置洗漱用品和个人物品的表面，这对那些很难够取到上方橱柜的人是一个问题。另外，轮椅能够在卫生间和浴室内安全移动是一个重要因素，轮椅在便器近旁回转（图5-8）、轮椅在浴位空间内回转（图5-9）等问题，均需要在通用设计中进行考虑。

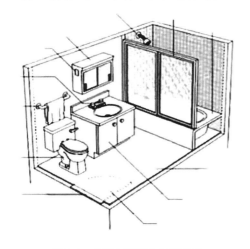

图 5-6　浴室加装安全性装置前

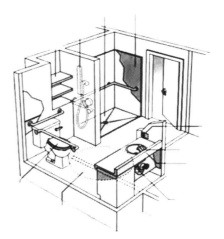

图 5-7　浴室加装安全性装置后

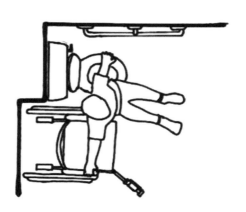

图 5-8　在卫生间使用轮椅的空间设计

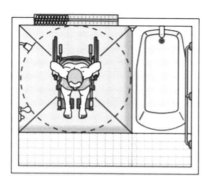

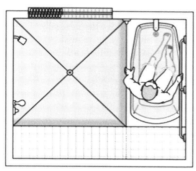

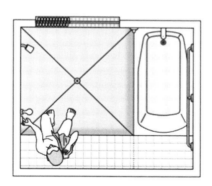

图 5-9　在浴室使用轮椅的空间设计

# 第三节　日常生活电子辅助设备

## 一、EADL 概述

1. EADL 定义　日常生活电子辅助设备（Electronic Aids to Daily Living，EADL），又称环境控制设备（Environment Control Unit，ECU），常可用于帮助脊髓损伤患者

操作生活环境中的电动设备，如电视、DVD 播放机、照明设备和立体声音响等家用电器，并促进患者在家庭、学校和工作中的独立生活。EADL 的使用范围可以从简单的应用，如控制照明设备，到更复杂的系统管理，如管理电器。一般来说，那些有运动功能障碍如粗大运动和精细运动功能障碍的，需要用替代方法使用设备和器具的患者，可以使用 EADL。

**2. 操作方式**　一般来说，EADL 的操作大致按如下方式。

按键、键盘、操纵杆、开关和语音控制设备都是 EADL 的输入设备。

首先，控制单元接收来自输入设备的信息，并将该信息转换为输出信号，然后将输出信号发送到目标设备（即患者欲使用的电器）。输出信号的传输方式包括超声波、红外传输、无线电控制和交流电源信号等。最后，目标设备接收和响应输出信号。

图 5-10 为 EADL 组成部分的简单示意图。控制界面和用户显示构成人机界面。虚线框内的组件是处理器。图右侧列出的是一些常见目标设备。

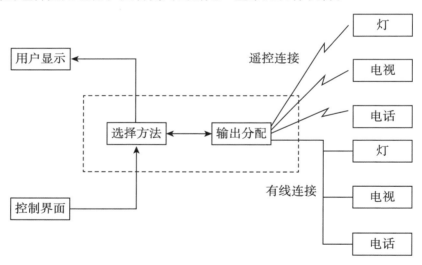

图 5-10　EADL 组成部分的简单示意图

了解不同类型的输入方式和传输方式是必要的，这样就可以根据患者需求、环境要求匹配最合适的 EADL。表 5-2 中罗列了一些包括治疗师配置 EADL 时需要考虑的问题。

表 5-2　治疗师需考虑的有关日常生活电子辅助设备（EADL）的问题

| 治疗师需考虑的有关日常生活电子辅助设备（EADL）的问题 |
| --- |
| 患者希望利用 EADL 做什么？ |
| 什么类型的输入设备最适合患者的需求？ |
| 什么样的反馈（如视觉、听觉）最适合患者和环境？ |
| 哪些区域需要使用 EADL？ |
| 患者的认知能力如何？ |
| 专业人员提供哪些服务（资金、维护、培训）？ |

## 二、输入方式

输入方式包括直接选择、开关和扫描，以及语音控制。

1. **直接选择**　当患者需要控制某一电器，患者可以直接通过按键来操控电器。例如，治疗师将四种电器（如灯、电视、DVD 播放机、风扇）连接到 EADL，患者需要打开风扇，便按下键盘上的数字 4。这就是直接选择——电器被选中，动作发生。根据患者的不同能力，治疗师可以为患者选择手指键盘，也可以使用其他技术手段，如头棒、嘴棒、操纵杆或眼球运动控制器。直接选择还可以应用于可操控计算机的 EADL，患者在菜单中移动光标，直到 EADL 被突出显示，然后患者按下单个按键，向电器发出命令。这对于不得不在电脑前花费大量时间的患者来说，是一个很好的输入方式。

2. **开关和扫描**　当患者需要替代类型的输入设备时，开关可能是不错的选择（图 5-11）。对于能够对多种选择有反应能力的患者来说，治疗师可以为他们选择扫描方式的输入设备，以一个开关用来激活输入设备，其他若干个开关则用来激活不同的电器。而且，开关还可以与扫描搭配使用，例如，在选择使用某个家用电器时，患者首先打开一个开关，使每件电器都可以被线性扫描到（水平或垂直），当被选择的电器（如风扇）高亮显示时，患者再按动一下开关选定。扫描还可以提供电器的次级菜单，例如，当风扇高亮显示时，次级菜单将提供更多选项：开、关，慢、中、高速。可供选择的电器，通常按照患者的操作习惯和使用频率被排列在扫描阵列中，从而提供可由患者独立选择和决定的机会。

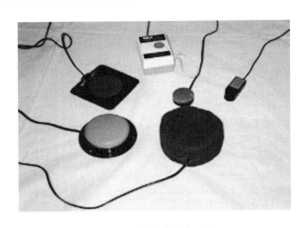

图 5-11　各种类型的开关

**3. 语音控制**　一种语音识别系统，它通过训练机器识别患者的声音，当患者使用麦克风发出语音命令，EADL 接收解释信息并激活电器。对于无法使用键盘、操纵杆或开关等其他类型输入设备来激活 EADL 的患者来说，语音控制是一个很好的选择。标准的文字并不是激活系统所必需的，患者的语音、语调、音量等发音方式才是输入设备识别的关键信息。因此，为了使输入设备有效地识别语音命令，患者必须保持一致的口头表达，并尽可能在一个背景噪声不会干扰系统识别的环境中进行。

## 三、传输方式

传输方式有四种类型：超声波、红外传输、无线电控制和交流电源信号。超声波是一种人类听觉范围无法识别的高频声波。超声波通过输入设备发射，然后由控制器单元激活电器。超声波输入设备（超声波发射器）需要与控制器单元在同一房间内使用。红外传输是指从遥控器发送红外脉冲到控制器单元的传输方式。由于遥控器是便携式的，只要确保遥控器能够直接指向控制器单元，中间没有任何障碍物干扰信号传输，就可以在房间的不同位置使用。拥有内置红外控制的电器，如电视和 DVD 播放机，只能通过红外信号操作。无线电控制（电磁）使用的无线电波，与玩具、车库开门器和收音机使用原理相同。这种传输设备的优点是，当激活无线电信号时，患者不必与控制器单元在同一房间。最后，交流电源信号利用现有的房屋布线实现信号的传输，激活电器。输入设备可以是远程控制的，也可以是控制器单元的一部分。

# 第四节　无障碍社区

　　建设无障碍社区的意义之一，即是为残障人士及活动不便者等社会特殊群体平等地参与社会活动营造物理无障碍性，这是通过改造社区环境（如拆除建筑障碍）来实现的。例如，修建坡道、设置路缘切口、改造洗手间等。毋庸置疑，平等地获得教育、就业、文娱生活及康复和医疗保健服务对于每一位残障人士而言，都是至关重要的。治疗师可以评定患者社区参与的无障碍程度，有许多评定工具可用来评定家庭和社区的无障碍程度（详见第二章）。

## 一、社区可移动性

　　美国作业疗法协会制定的《作业治疗实践框架（OTPF）第二版》，将社区移动定义为工具性日常生活活动。社区移动包括在社区内使用公共或私人交通工具，如驾驶、骑行，或者乘坐公共汽车、出租车或其他交通工具。一部分患者可以使用无障碍的公共交通出行，还有一部分患者则需要使用替代交通工具。

　　现行《机动车驾驶证申请和使用规定》明确规定，脊髓损伤患者经过康复训练恢复一定的身体功能，并经过特殊驾驶培训后（图5-12），可以独立驾驶特殊改装汽车。该规定逐步放宽残疾人驾驶条件，允许右下肢、双下肢缺失或丧失运动功能但能够自主坐立者，上肢残疾人驾车加装辅助装置者等，申请残疾人专用小型自动挡载客汽车准驾车型的机动车驾驶证，准驾车型为C5型。在申请驾驶汽车时，申请人应到由省级卫生主管部门指定的专门医疗机构进行身体检查，对其残疾程度、坐立能力、操作能力进行专门评定。持有残疾人专用小型自动挡载客汽车驾驶证者，每三年及驾驶证期满换证时要进行一次身体条件检查。中国残疾人联合会、公安部、交通运输部等相关部门也正逐步制定残疾人驾驶培训大纲和培训教材，鼓励有条件的驾驶培训机构开展残疾人驾驶培训。此外，作业治疗师可以给脊髓损伤患者提供社会资源的相关信息，如一些专门为脊髓损伤患者创办的社会组织，它们可以提供生活重建训练、社会适应、社区居住生活自理及职业训练等。

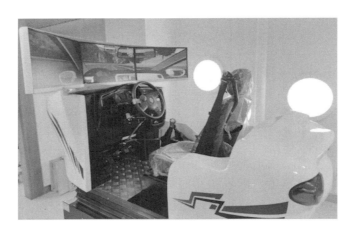

图 5-12　特殊驾驶模拟培训

交通出行是脊髓损伤患者回归社会和日常工作很重要的一个环节，治疗师可以提供有关汽车改装的信息及建议，如改装汽车以增强其稳定性（图 5-13），使轮椅可以便捷进出车辆（图 5-14），将刹车及加速装置改为手控制方式（图 5-15）等。此外，治疗师还对患者进行驾驶能力评定及训练。在为患者选择车辆时，有几个因素是重要的。其中包括：患者是否会使用汽车座椅或轮椅、车辆通道、视觉方面、主要和次要驾驶控制装置的位置和大小，以及安全带和安全气囊的设计。图 5-16 展示了一款改装后的乘客座椅，它可以旋转 90°，然后向前和向下移动，以方便转移。为脊髓损伤患者适配的车辆除需要对加速踏板和制动踏板进行改装外，最主要的是对方向盘进行改装，球形握柄方向盘（图 5-17）就是一个很好的选择，非常适合手功能良好的患者使用。如果患者手指握力不足，则可将球形握柄改为浅 U 形握柄，即可更方便患者操作方向盘。

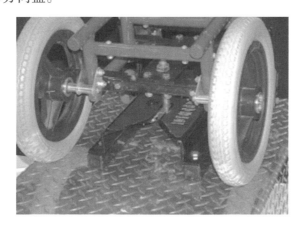

图 5-13　改装汽车增强其稳定性

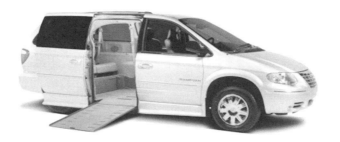

图 5-14　轮椅可便捷进出车辆

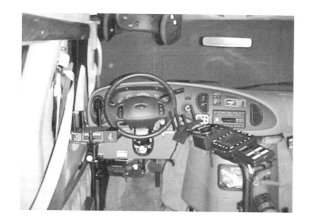

图 5-15　手控制方式的刹车及加速装置

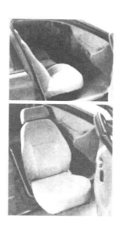

图 5-16　改装后的乘客座椅

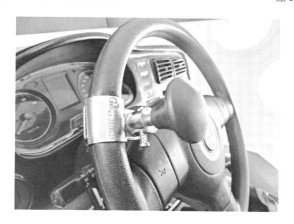

图 5-17　球形握柄方向盘

## 二、社区融合

脊髓损伤患者返回社区时需要一些必要的帮助。无论患者个人是否从残疾状况中康复，都必须在家庭和社区做好准备。家庭、学校或工作环境可能需要合理调整，以更好地满足患者的移动性和活动需求。合理调整是指对工作或工作环境做出恰当修改或调整，使患者能够参与基本的工作。适应是一种对环境、计划或服务的调整，使患者能够以与正常人相类似的方式从事职业。适应患者需求可采取的方式是，通过使用辅助技术，提高环境的无障碍程度，使患者更容易参与活动。治疗师要确定满足患者及其家庭需求的辅助技术和器具。

在协助患者重新参与休闲活动方面，社区可以设计开发出适合患者参与的休闲活动，也可以进行一些建筑设施和体育场馆的无障碍建设和改造。在就业方面，治疗师可以为患者评定职业所需技能、确定就业机会、评定工作环境，并为参加就业的患者提供辅助技术和器具使用环境的修改建议。

（赵爽）

# 第六章

# 预防脊髓损伤并发症
# 辅助器具的应用

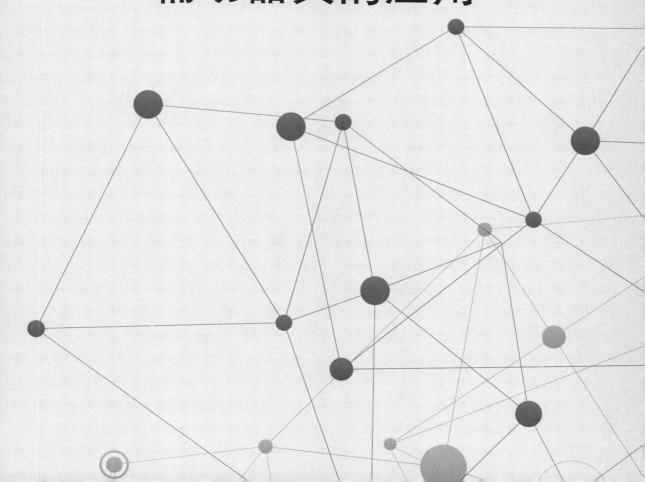

# 第一节　压疮

压疮一般是指由于患者身体局部长时间受压，血液循环障碍，局部持续缺血、缺氧，而引起的局部组织的破损和坏死。脊髓损伤患者，由于无法正常感知损伤平面以下的疼痛、麻木、痒等警告性感觉，且其运动能力丧失，组织长期处于高压状态，所以他们的皮肤非常容易出现破溃。有研究表明，高达95%的脊髓损伤患者在一生中会出现三至四期压疮。压疮一旦形成很难治愈，即使治愈也容易复发，会给患者带来非常严重的后果与痛苦。常见的压疮并发症包括感染、组织形态损毁，甚至死亡。

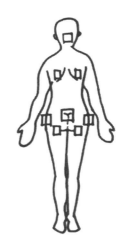

图 6-1　脊髓损伤患者压疮的好发部位

除此之外，社会职业性活动和生活质量也会由于反复发作的压疮受到严重的影响。

由于压疮难以治愈且容易复发，早期预防便成为重中之重。预防重点在于为患者定期减轻压力和应用姿势变化的策略（如电动轮椅的倾斜功能）。在早期临床治疗中预防压疮的方法是每2小时左右给患者翻身一次，以及将轮椅和床保持在一个轻微的倾斜角度；同时，可以选择防褥疮床垫（图6-2），以分散患者身体受压部位的压力，有的床垫还具有保持皮肤干燥的功能。应从卧床早期就对患者家属或照料者进行宣传教育，帮助他们养成为患者定期减压的良好习惯，并严格按照日程执行。

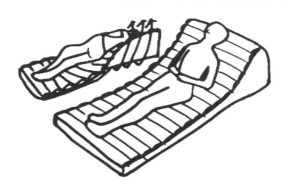

图 6-2　防褥疮床垫

急性期过后，无论是高位的颈髓损伤患者还是胸腰水平的脊髓损伤患者，他们大多数将要长期依靠轮椅生活，有经验的治疗师会指导患者通过轮椅向上支撑和向前后左右的重心转移以促进改善血液循环来预防压疮出现，同时还会尽早地为患者提供预防压疮的轮椅坐垫和靠垫以避免臀部两侧坐骨结节处和背侧骶尾部压疮的形成。除此之外，现在有一些坐垫内设电子或光学传感器来监控高压部位，适时提醒患者或照料者进行减压以预防压疮的发生。常用坐垫主要分为两种，长期低压坐垫（CLP）及间歇减压坐垫（AP），前者内容物有海绵、水等，后者内容物为气体，可根据不同部位受力状态改变充盈程度。图 6-3、图 6-4 为两种不同的预防褥疮的坐垫。

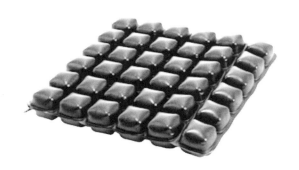

图 6-3　球形气囊坐垫　　　　　　　　　　图 6-4　颗粒凝胶坐垫

目前，国外已有一家公司提出并制作出嵌入式压力提醒设备，能通过实时监测压力分布并通过蓝牙发送到患者的手机或智能手表，提醒患者进行减压以预防压疮（图 6-5）。

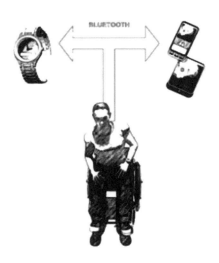

图 6-5　新型蓝牙压力提醒坐垫的操作示意

# 第二节　骨质疏松

骨质疏松是脊髓损伤患者常见的并发症，其原因是损伤平面以下血液循环障碍，造成钙的吸收困难，营养状态不良，最终导致骨质疏松。由骨质疏松引起的骨折很难恢复，常常会造成假关节，直接影响患者在转移、站立、步行中的支撑活动，这无疑会让脊髓损伤患者陷入更大的困难和障碍之中。

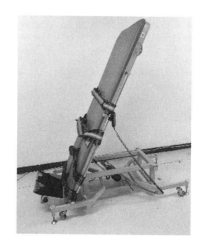

图 6-6　电动起立床

研究表明，脊髓损伤后的骨质流失在前 6 个月内最为严重，12 个月时趋于稳定，因此，早期预防至关重要。临床治疗中预防骨质疏松，应该在急性期过后便立刻开始，一些方法同时还可以预防和改善直立性低血压。早期康复治疗主要使用电动起立床（图 6-6）。研究还表明，循环功能电刺激对维持骨量有一定作用。

维持期主要在家庭环境中生活的患者，预防骨质疏松可以利用站立架或使用有站立功能的轮椅。图 6-7 所示的是供截瘫患者使用的站立架，而图 6-8 是能够帮助患者伸展站立的轮椅，对于低水平脊髓损伤的患者利用站立型轮椅在家庭生活中还能够进行站立位高空取物，具有很强的实用性，达到了一举多得的效果。

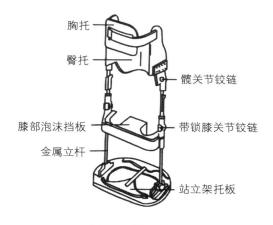

胸托
臀托
髋关节铰链
膝部泡沫挡板
带锁膝关节铰链
金属立杆
站立架托板

图 6-7　截瘫站立架

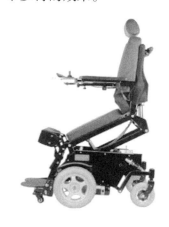

图 6-8　站立位轮椅

# 第三节　尿路感染

通过观察症状并结合实验室检查结果，尿路感染很容易被确诊。但脊髓损伤患者由于感觉障碍，其尿路感染的诊断往往相对困难。神经源性膀胱患者除膀胱炎和肾盂肾炎的症状外，往往还伴随其他非特异性症状，如疲惫、易激惹、恶心、头痛、腹背部疼痛、张力增加、排尿中断或漏尿等。根据一项研究显示，复发性尿路感染是脊髓损伤患者第二大死亡原因，仅次于肺炎。

脊髓损伤患者根据自己膀胱的状态，可以通过增加腹压挤压式排尿及导尿来进行排泄。患者无论选择哪种排泄方式，是否存在尿失禁或尿潴留，都需要留置尿管佩戴集尿袋（图 6-9）。这虽然解决了患者的排尿障碍，却也给他们带来了另一个严重的问题，即操作过程中容易引发尿路感染；而尿潴留时间过长、尿量过多，也容易引起尿路上行感染。

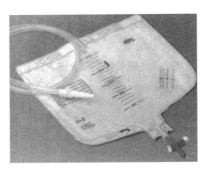

图 6-9　集尿袋

脊髓损伤患者为避免和减少发生尿路感染，必须建立尿路管理的习惯。首先，尽可能减少过分尿潴留；其次，尽可能地避免感染，一旦出现感染应积极治疗；再次，尽可能早期开始进行膀胱训练建立膀胱反射。目前导尿方式分为留置性导尿和间歇性导尿。有研究表明，与留置性导尿相比，间歇性导尿能够降低尿路感染的发生率。但并非所有脊髓损伤患者都适合间歇性导尿，只有满足一定的适应证者才适合采用间歇性导尿。根据消毒方法的不同，间歇性导尿分为无菌间歇性导尿和清洁间歇性导尿。根据导尿操作者的不同，则分为自我间歇导尿和他人间歇导尿。有研究表明，无菌间歇性导尿最大的优点即能帮助患者恢复良好的膀胱反射，定时定量的排尿习惯可以更好地避免尿路感染。

图 6-10 为一次性导尿包。包括无菌导尿管、消毒剂、润滑剂、一次性镊子、无菌手套、无菌孔巾等。

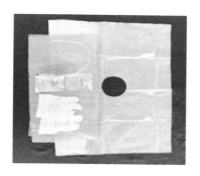

图 6-10　一次性导尿包

图 6-11 为无接触式导尿管。黑色部分为可以滑动的套管，操作人员通过滑动操作可以避免接触导尿管，实现无菌导尿。

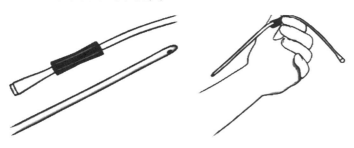

图 6-11　无接触式导尿管

# 第四节　直立性低血压

直立性低血压又称体位性低血压，是指由突然体位改变（如从平卧位突然直立）或长时间直立，造成脑供血不足引起的低血压。通常认为，收缩压较平常下降大于 20mmHg，或舒张压下降大于 10mmHg。脊髓损伤患者直立性低血压的发病机制是由于损伤导致交感神经正常传出通路的中断，导致正常的中枢神经短期血压调节机制发生障碍。在 C6 平面以上的脊髓损伤患者中，直立性低血压的发生率很高，可达 75%。

临床中，通过了解患者的详细病史，进行"直立倾斜试验"，即测量仰卧和直立位的血压，以及持续监测心电图和症状，直立性低血压较易被明确诊断。此外，"冷加压试验"也是用于诊断脊髓损伤患者直立性低血压的检查之一。

目前，减少脊髓损伤患者直立性低血压发生的方式主要是向患者、家属或照料者普及一些预防方法，包括：缓慢的体位变换（避免快速从仰卧位至直立位）、增加水分摄入以利于血浆扩容、避免利尿剂的使用、少食多餐、半直立位睡眠等。此外，还应该注意避免长时间用偏高温的水沐浴，避免做增加腹压或胸腔压力的动作，如便秘、排尿时用力过度或憋气等。选择可以调节角度的轮椅也是一项必需的工作。此外，一些改善脑部血流的运动学方法也可以预防直立性低血压的发生。例如，双腿交叉、下蹲及曲臂等动作，都能升高血压。

利用弹力疗法虽然对血压没有明显的影响，但可以轻度缓解直立性低血压的症状。它的原理是减少静脉血液在下肢的聚集，以增加静脉血液回流和心脏血液输出。具体的方法有佩戴腹带（图 6-12）、过膝袜、连裤袜和弹力长裤（图 6-13）等。

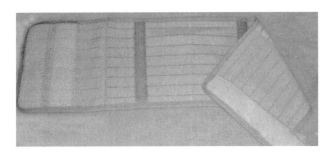

图 6-12    腹带

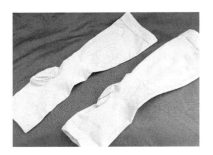

图 6-13    弹力袜

（冯梦晨    王丽华）

# 第七章

# 常用辅助器具及其制作

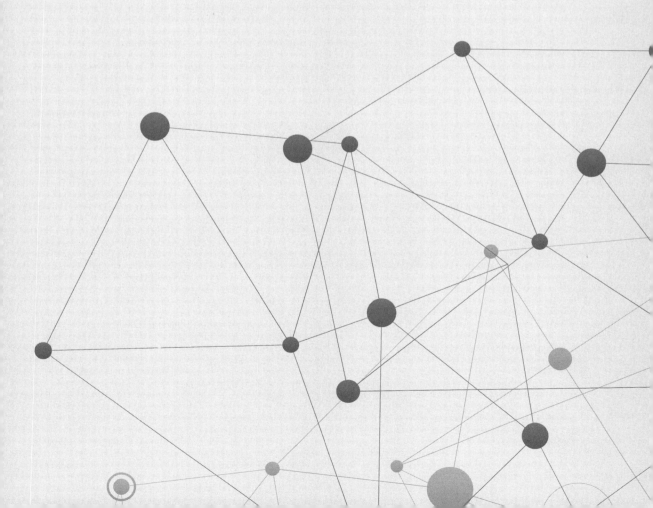

# 第一节 概述

## 一、矫形器的定义

采用低温或高温热塑板、铝条、钢丝、布料、橡皮筋等材料制作并装配在人体外部，通过力的作用预防和矫正畸形、补偿功能及辅助治疗神经肌肉疾病的器械的总称。

## 二、矫形器的分类

根据矫形器作用原理的不同可分为：静态矫形器、系列静态矫形器、渐进性静态矫形器和动力型矫形器。

## 三、低温热塑矫形器的制作原则

1. 符合人体生物力学理论知识，除特殊要求外，肢体均尽量保持功能位；关节对位对线符合人体解剖学，最大限度地预防畸形的发生并控制和矫正畸形。

2. 矫形器作用于肢体侧的压力要均衡，可根据治疗和矫正的进度循序渐进地增加压力强度，不可一蹴而就。同时，在解剖学骨性标志或创伤位置应避免施加压力，防止皮肤发生压迫性缺血破溃，造成新的损伤。

3. 矫形器应保持一定的应力弹性和硬度，配件安装要美观更要牢固，保证矫形器在佩戴中不出现安全隐患。

4. 动力型矫形器在制作时要保证牵引力适当，避免因牵引角度过大或过小，而对关节造成过度牵伸或挤压伤害。

5. 矫形器制作完成后，其表面应尽量光滑，透气性能完好，保证穿戴的舒适度。

6. 患者穿戴矫形器流程应尽量简化，使其穿戴无障碍，操作简便。

# 第二节　制作技术

## 一、制作材料及工具

**1. 低温热塑板材的物理特性**

（1）顺从性：是指低温热塑板材软化后与身体表面的贴合程度。也代表板材软化后被牵拉时存在的阻力，高顺从性即为低阻力，低顺从性即为高阻力。

（2）记忆性：是指板材软化拉长后再次放进热水时，再次恢复原状的能力。记忆性好的板材适用于制作系列静态矫形器时的重复塑形，或者在制作时修改不满意的部分，尤其适合经验较少的治疗师使用。需要注意的是，在使用记忆性好的板材进行制作时，需等待板材完全定型才可以放松或解除固定用的工具，否则板材会回缩而影响塑形。

（3）硬度：是指板材抵抗外来力量的能力，高硬度的板材适合于痉挛或挛缩程度较重的患者。在制作过程中，随着板材被拉伸变薄，其硬度可能会随之下降，半圆筒形或全圆筒形的塑形硬度较强，能抵抗较高的应力。高顺从性板材比低顺从性板材硬度低。

（4）黏性：低温热塑板材在加热后会呈现黏性，可以使两个接触面黏合。但同时黏性也会给制作过程带来一些困难，可能会出现板材之间误黏合或者板材与毛巾、板材或绷带之间黏合造成压痕或不美观。

（5）厚度：低温热塑板材的厚度在 0.8~4.8mm 不等，最常用的是 1.6mm、2.4mm 和 3.2mm 的板材。治疗的部位决定了板材厚度的选择，一般小关节和儿童的矫形器选用较薄的板材，大关节和成人的则选用较厚的板材。

（6）孔洞：板材上的透气孔可以降低皮肤温度，减少汗水浸润，孔洞的密度在 1%~42% 不等。

**2. 常用辅件**　包括魔术贴、弹力带、鱼线、铆钉、钢丝、铝条、皮革、指套等。

**3. 常用工具**　包括恒温加热水箱、各型剪刀、热风枪、大力钳、打孔器、螺丝刀、毛巾、弹力绷带、电钻、缝纫机等（图 7-1）。

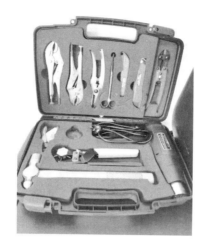

图 7-1　常用工具

## 二、制作流程

**1. 制作前评定**　评定内容包括患者的一般情况、障碍点、手术内容和时间、医生的目的和要求、患者病历及 X 线片。同时，需评定穿戴部位的皮肤情况、关节活动度和肌力情况。

**2. 矫形器处方**　根据评定内容制定矫形器处方，包括患者亟待解决的问题、制作和佩戴矫形器的目的和要求、材料和矫形器使用时间。

**3. 制作**　治疗师通过绘制纸样、裁剪板材、软化、塑形、修型等步骤完成制作。

（1）绘制纸样：根据手的外形绘制纸样，绘制时应当根据需求标出手部皮纹（指横纹、掌横纹、腕横纹、鱼际纹）的位置，单纯掌侧或背侧矫形器纸样应适当放宽，手指部分两侧放宽 3~5mm，手掌部分两侧放宽 5~10mm，腕关节及前臂部分两侧放宽 10~30mm。放宽的程度需要根据患者体型胖瘦等具体而定。

（2）裁剪板材：用强力剪裁剪板材。

（3）软化塑形：将裁剪后的低温热塑板材放于 60℃ ~70℃ 的恒温水箱中软化，软化后取出放于干毛巾上沾干水渍，在治疗师觉得不烫手后再快速放在患者上肢进行塑形，可用弹力绷带帮助固定，待板材温度降低塑形完成后再进一步修整。

**4. 穿戴**　观察塑形好的半成品有无对位对线偏移扭转，能否达到需保持的关节角度，有无过于宽松或过于紧压的部分，可进行局部加温修整，并将边缘修整平滑，安装上魔术贴或扣带等配件，指导患者进行穿戴。

# 第三节　常用辅助器具的制作

## 一、短对掌矫形器（"C"型片）

**1. 结构、体位及适应证**

（1）结构：短对掌矫形器重点在于在拇指掌指关节上的支持力，低温热塑板软化后，纵向部分在拇指和示指之间塑形，横向部分由尺侧延伸到桡侧。

（2）体位：保持拇指与示指的对掌位，辅助拇指与示指能够完成对指捏和侧指捏动作即可。

（3）适应证：适用于拇指不能完成对指对掌的脊髓损伤患者。

**2. 实例**　制作、固定与穿戴（图7-2）。

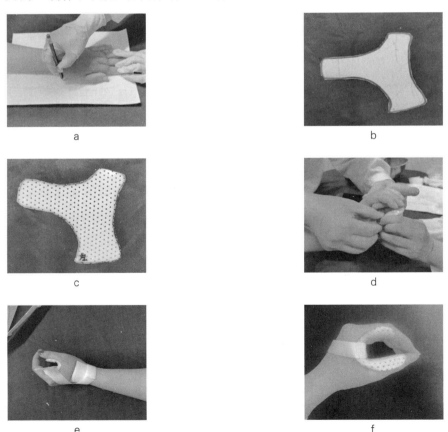

图7-2　短对掌矫形器的制作、固定与穿戴

## 二、长对掌矫形器

### 1.结构、体位及适应证

（1）结构：基本上与短对掌矫形器相同，但此矫形器的末端延长到前臂，将腕关节固定在功能位。

（2）体位：保持拇指示指对掌位，腕关节功能位。

（3）适应证：适用于拇指、示指不能完成对指对掌，且腕关节功能障碍的脊髓损伤患者。

### 2.实例 制作、固定与穿戴（图 7-3）。

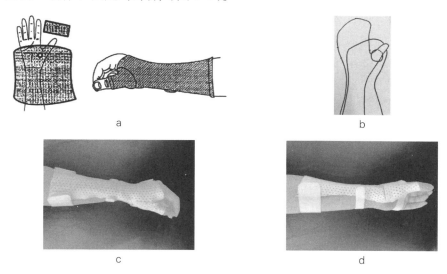

图 7-3　长对掌矫形器的制作、固定与穿戴

## 三、掌指关节固定矫形器

### 1.结构、体位及适应证

（1）结构：用长方形低温热塑板软化之后放于掌骨和近端指骨背侧塑形，掌指关节置于屈曲位。另外一种类型是利用长条形低温热塑板从手掌桡侧开始向手掌尺侧绕行，然后在掌心部分向上绕行到近端指间关节背侧，形成"8"字型，使掌指关节处于屈曲位。

（2）体位：保持掌指关节屈曲位。

（3）适应证：适用于掌指关节不能主动屈曲或掌指关节过伸的脊髓损伤患者。

2.**实例**　制作、固定与穿戴（图 7-4）。

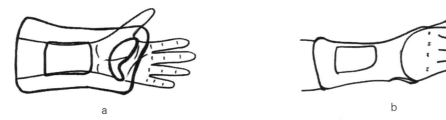

图 7-4　掌指关节固定矫形器

## 四、腕手功能位矫形器

### 1.结构、体位及适应证

（1）结构：腕手功能位矫形器（functional position hand orthosis）是手部损伤或疾病应用最多的一种静态腕手矫形器，通过加热低温热塑板进行塑形，形成"U"型的前臂托和手掌托，于掌侧支撑，分别支撑前臂和手掌。

（2）体位：将腕关节置于背伸 30°，掌指关节（MP）屈曲 45°，近端指间关节（PIP）屈曲 45°，远端指间关节（DIP）屈曲 10°~15°，拇指置于对掌位，即腕关节保持在功能位。

（3）适应证：适用于脊髓损伤患者早期手功能位的保持。

2.**实例**　制作、固定与穿戴（图 7-5）。

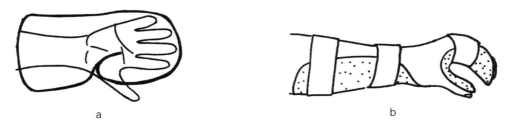

图 7-5　腕手功能位矫形器

## 五、柱状抓握矫形器

### 1.结构、体位及适应证

（1）结构：柱状抓握矫形器分为前臂部分和手掌部分。前臂部分为"U"型臂托，手掌部分为柱状，手指呈现自然抓握状态。

（2）体位：在手部肌肉放松的状态下维持掌指关节和手指的抓握状态，腕关节处于功能位。

（3）适应证：适用于腕关节功能障碍、手指抓握功能障碍的脊髓损伤患者日常或训练使用。可将牙刷、梳子等物体插入柱状空隙内帮助患者完成洗漱、梳妆等生活自理活动。

2. **实例** 制作、固定与穿戴（图 7-6）。

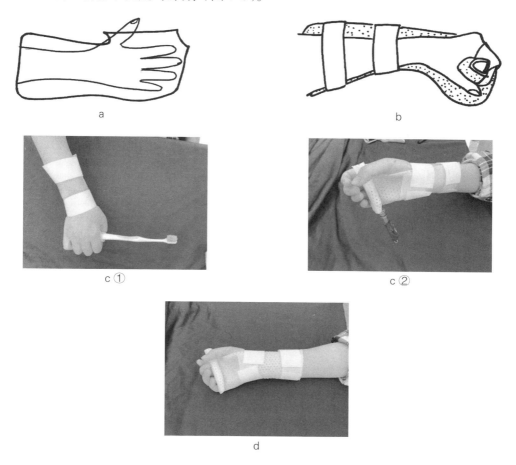

图 7-6 柱状抓握矫形器

## 六、腕背伸矫形器

### 1. 结构、体位及适应证

（1）结构：此矫形器为掌侧腕背伸矫形器，开口朝向背侧，起自拇指鱼际纹和掌横纹，后端止于前臂，为"U"型臂托。

（2）体位：腕关节置于背伸30°的功能位，不能影响拇指和其他手指的掌指关节屈曲运动。

（3）适应证：适用于各种原因所致的腕关节下垂的脊髓损伤患者，用于辅助患者完成手部运动。

**2. 实例**　制作、固定与穿戴（图7-7）。

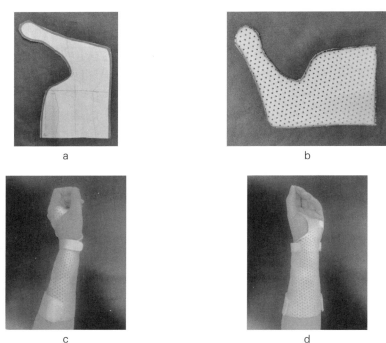

a　　　　　　　　　　　b

c　　　　　　　　　　　d

图 7-7　腕背伸矫形器

# 七、腕手休息位矫形器

**1. 结构、体位及适应证**

（1）结构：与腕关节功能位矫形器基本相似。

（2）体位：腕关节背伸10°~15°，轻度尺偏，拇指外展，分别在腕上部、手掌部、前臂近端进行固定。

（3）适应证：适用于各种肌腱损伤或手部疼痛患者。

**2. 实例**　制作、固定与穿戴（图7-8）。

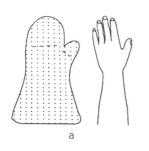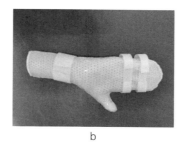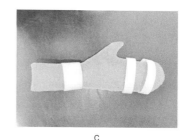

a

b

c

图 7-8　腕手休息位矫形器

## 八、拇掌指关节固定矫形器

**1. 结构、体位及适应证**

（1）结构：采用低位热塑板材制作，包裹整个拇指及大鱼际，顶端置于拇指指间关节。

（2）体位：保持拇指的对掌位，板材放于虎口位置，塑形出拇指套的轮廓，再将其他的板材捏合并修剪整齐。

（3）适应证：适用于任何需要保持拇指对掌位的患者。

**2. 实例**　制作、固定与穿戴（图 7-9）。

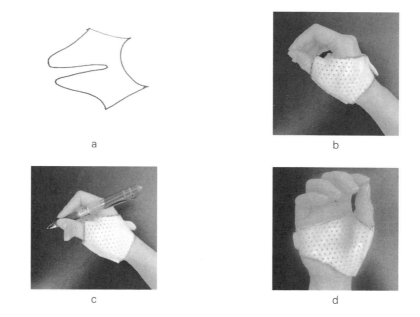

图 7-9　拇掌指关节固定矫形器

## 九、其他常用生活类辅具制作

### 1. 持话筒器（图 7-10）

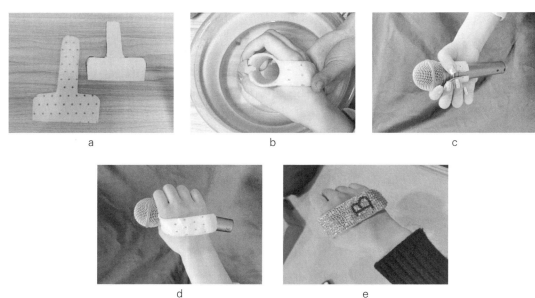

图 7-10　持话筒器

### 2. 掌屈位手机托举辅助器（图 7-11）

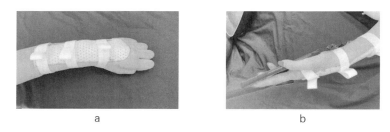

图 7-11　掌屈位手机托举辅助器

### 3. 握笔器（图 7-12）

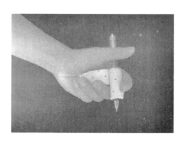

图 7-12　握笔器

**4.魔力手套** 将魔术贴或尼龙搭扣绒面斜线密缝在弹力针织手套的手指手心部位，魔术贴钩面带背胶粘贴于所需抓握物体与手指贴合区域，若粘贴部位不牢固可借助低温热塑板材置于物体和魔术贴之间辅助粘贴。戴上手套后，手指绒面和物体表面钩面相结合，从而达到替代手指抓握能力、提高抓握或捏持的稳定性、维持良好持物姿势的作用（中康制作，专利号 ZL 2019 2 0565507.X）（图 7-13）。

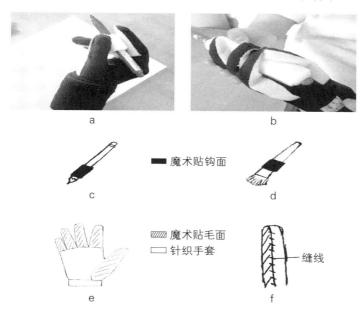

其中，图 c 为笔，图 d 为化妆刷。图 e 为魔术手套掌心面，图 f 为魔术手套侧面。

图 7-13 魔力手套

（周梦笛 杨昊 王丽华）

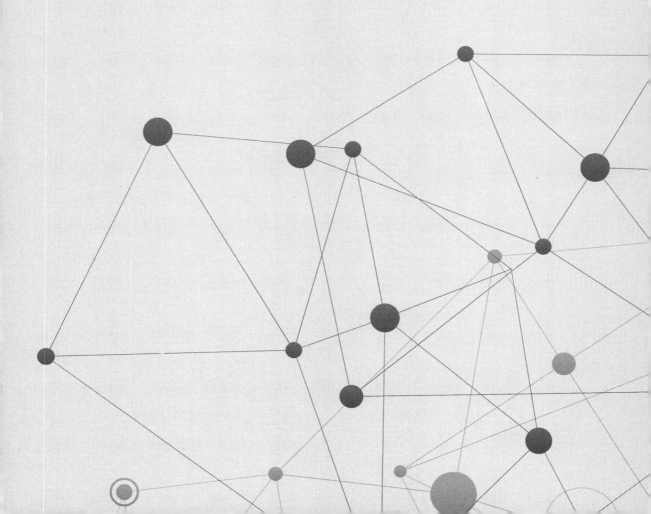

# 第八章

# 脊髓损伤辅助器具新进展

多年来，脊髓损伤后神经的修复和再生一直是一项医学界研究的热点。但目前由于医学技术水平等多方面局限，临床上脊髓损伤的治疗还有大量问题亟待解决，脊髓长距离上行或下行纤维的修复还不足以完全实现。此外，目前修复脊髓损伤的相关研究大多还停留在动物实验阶段，以脊髓损伤患者为实验对象的研究较少。想要改善脊髓损伤患者功能状态及生活能力，还需要其他学科的介入。机械、电子和仿生工程学的研究暂时弥补了这一缺憾。

下肢外骨骼机器人和新型环境控制系统的出现，使得一些患者重新行走和沟通成为可能。

# 第一节　下肢外骨骼机器人

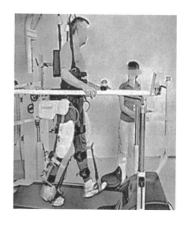

图 8-1　Lokomat 训练系统

外骨骼机器人最早被应用于运动平板训练中。有一些研究结果表明，运动平板训练对脊髓损伤患者下肢的功能状况有明显提升。相较于传统的康复训练，经过运动平板训练的患者的功能性步行能力和运动平衡能力均有显著的改善。而步态、平衡和耐力正是保证行走的三项重要根基。现存一些基于运动平板训练研究结果的智能化下肢康复机器人，比如 Lokomat 系统（图 8-1），不仅能牵引并辅助患者完成标准化的步行，更能及时纠正其步态，实现人机之间的配合与协调。尤其是对于损伤程度较轻、功能活动水平较好的患者来说，下肢康复机器人的出现无异于巨大的福音，可以显著改善患者的平衡能力、步行速度、步长和双下肢支撑时间及对称性等。

2016 年，Donati 等人完成了一项应用 BMI（Brain Machine Interface）技术的研究。在一年的时间内，8 个四肢瘫痪患者（病程 3 ~ 13 年，ASIA A、B）在脑电图记录下训练控制下肢外骨骼机器人和 1 个虚拟现实角色。结果，不仅所有人的本体感觉和损伤平面以下肌肉的主动运动控制都得到明显改善（4 个患者 ASIA 分级达到了 ASIA C），并且印证了训练实现脑电控制机器人行走的可行性。

除了康复训练中的应用，国内外已有数家公司的下肢外骨骼机器人突破关键技术，实现临床应用，使一些脊髓损伤患者有机会重新实现"自主"步行，完成在日常环境中的活动和生活。

下肢外骨骼机器人的主要作用是提高人体负重能力和辅助步态紊乱的患者完成步行。其通过角度传感器、肌电信号传感器及地面接触力传感器等获得外骨骼和使用者的状态信息，再通过混合控制系统（包括控制身体姿态的自动控制器及舒适助力控制器等）控制外骨骼关节，以实现预定的角度运动（图 8-2）。

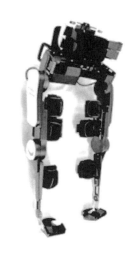

图 8-2　下肢外骨骼机器人

下肢外骨骼机器人需要良好的可穿戴性和舒适性，并且其结构和自由度需要与人体自然关节的活动度和自由度相匹配。这需要多个学科之间的跨学科合作。相信随着机器人技术、机电工程、微能源技术、微驱动技术、材料技术及信号转导和控制技术等学科的发展，外骨骼康复机器人研究的关键技术必将实现突破，可使神经损伤患者肢体功能获得最大程度的改善，能促进患者更好地融入社会。

虽然已有一些外骨骼机器人进入市场，但目前的下肢外骨骼机器人都存在一些共同的局限，如信号捕捉不够灵敏，存在安全隐患。另外，由于技术原因，现有的下肢外骨骼机器人不能完全依靠设备保持平衡。因此，使用下肢外骨骼机器人，必须保证患者上肢及手功能完全正常，且肌力达到五级。这便将高位颈椎脊髓损伤患者排除在下肢外骨骼机器人的受众之外。下表（表 8-1）为目前市面上三种下肢外骨骼机器人适用的损伤节段及使用范围的示意。

表 8-1　三种下肢外骨骼机器人适用的损伤节段及使用范围

| 外骨骼品牌 | 使用范围 | 损伤节段 |
|---|---|---|
| Indego | 社区 | T3 ~ L5 |
| | 康复机构 | C7 ~ L5 |
| Ekso | 康复机构 | T4 ~ L5 AIS A ~ D |
| | | C7 ~ T3 |
| Rewalk | 社区 | T7 ~ L5 |
| | 康复机构 | T4 ~ L5 |

# 第二节　新型环境控制系统

20世纪50年代，为了帮助脊髓灰质炎和脑性瘫痪患者提高生活质量，第一代环境控制系统POSSUM被创造出来。由于电子设备和计算机技术的不成熟，当时的环境控制系统相对笨重。但近年来，随着医学、神经科学、电子计算机技术的发展，环境控制系统技术也得到了飞速发展，理念也有了新的变化。

环境控制系统的存在是为了通过控制环境帮助患者改善一系列功能，包括移动、操作和交流等。为了更方便地实现这种多线的控制，环境控制系统技术的理念从一开始的"分散型"控制转换成了"整合型"控制。"分散型"控制即通过控制不同的开关分别控制不同的设备，比如使用口棒来控制轮椅，使用另一个开关来控制电话。这样的控制系统非常有利于患者快速掌握，但对于损伤程度较高的患者来说，这几乎是不可能完成的。这时，"整合型"控制系统就显得更加重要，即通过一项简单的操作能控制多个设备。也就是用一个遥控器控制轮椅、电话、电灯等许多设备。

根据患者残存的功能，市场上的环境控制系统有一些不同的控制方法。例如，手指触碰、脸颊触碰、下巴触碰、吸吹气、眼球运动、眨眼及声控。相对于肢体，尤其是远端肢体能活动的患者来说，损伤程度更高的患者对于环境控制系统的需求显然也更高。虽然，研究表明他们控制系统的速度不尽如人意，但这些不同的开关方式还是给了他们更多的便利，使他们操作电器、沟通、出行成为可能。

目前，还有一些新的开关方式和连接方式正处于研究阶段。有一些研究人员认为，严重的神经损伤对皮肤电传导的影响相对较轻，因此，或许可以将体表肌肉的轻微收缩作为一项可能的控制方法。这样就可以通过脸颊皮肤的轻微收缩、肌电仪收集信号来控制设备。不过，现有研究结果显示，此方法的准确率还有待提升。

当前最热门的新技术是脑机接口（Brain Computer Interface，BCI）。脑机接口是在大脑和外部设备之间创建一个新的信息交流通道，从而通过信号传输来控制其他设备，比如控制电脑或者机械臂等。一方面，它将大脑信号转换成机器可识别的信号，以实现对机器的有效控制；另一方面，外部设备的信号被转换成大脑可识别的信号，大脑直接受到外界干预。

当前有两种收集脑电信号的手段，侵入式与非侵入式。侵入式手段能够实现高准确率，收集到的信号强而稳定，但需要手术将电极植入大脑运动中枢。相比之下，非侵入式手段的准确率有所下降、信号稳定性差、速度慢，但显然更加简单、易行且成本低廉（图 8-3）。

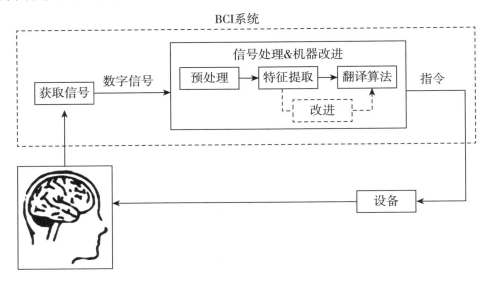

图 8-3 脑机接口系统的基本流程

通过脑机接口控制设备需要基于人的心理运动想象（Mental Motor Imaginary，MMI）的大脑活动，训练使用者控制脑电活动在 8 ～ 13Hz（μ 波）的范围内。当使用者想象完成一项动作时，通过放置在头皮上的电极和脑电图记录下运动和感觉皮层发出的 μ 波。经过不断地训练，使用者将学习通过控制 μ 波来移动屏幕上的光标，从而达到控制设备的需求。据研究表明，这类技术的精度可以达到 70% 以上，但想要实现精准控制，通常需要大量的时间和精力来进行反复的训练（图 8-4）。

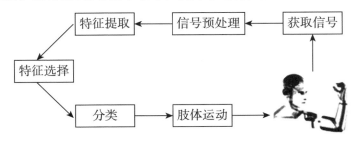

图 8-4 脑机接口运用于机械臂的流程

脑机接口技术近年来备受关注，并取得了一些成果。但目前仍存在许多严峻挑战和潜在问题。首先，需要科学技术的进步。人类对大脑的了解还远远不够，在生物领域中大脑的诸多生命活动仍然是未解之谜。人类对脑电波的研究虽然有一个大致方向，但仍然无法完全"解读"脑电波信号。其次，需要关键技术的突破。当前技术瓶颈主要在于传感精度低、综合计算效率低、解码能力弱、交互手段少。再次，世界范围内很少有机构可以对截瘫患者进行临床试验。目前的研究实验通常都以猴子为实验对象，2020 年曾有学者使用与人类基因组相似度更高的小猪作为实验对象。此外，脑机接口技术还存在安全问题和伦理问题。比如，由于芯片接收到的信号组意味着一个或一组欲望，现有技术尚无法实现精准捕捉，这意味着个人最隐私的想法从"封闭式的"变成了可被获取和记录的。正常大脑对于大脑信号并不会直接操作，而是会克制或犹豫，而"不会"克制或犹豫的芯片无法预判同一大脑信号在不同场景下的后果，将会使机器完成一些可能造成危险的举动。

尽管如此，相信在相关法规的监管和操作人员的监控之下，脑机接口技术在医学领域，尤其是在改善脊髓损伤患者的活动能力和生活质量方面，仍然是十分有前景的一个方向。

（冯梦晨）

# 参考文献

[1] 全国残疾人康复和专用设备标准化技术委员会. 非书资料：GB/T 16432-2016 康复辅助器具分类和术语 [S]. 2016.

[2] 朱图陵. 功能障碍者辅助器具基础与应用 [M]. 2 版. 深圳：海天出版社，2019.

[3] 姚申思，曹学军. 上肢矫形器在四肢瘫康复中的应用 [J]. 中国康复理论与实践，2012，18(7)：627-629.

[4] Perter Duus. Duus 神经系统疾病定位诊断学：解剖、生理、临床 [M]. 8 版. 北京：海洋出版社，2006.

[5] Spiess MR, Müller RM，Rupp R, et al. Conversion in ASIA impairment scale during the first year after traumatic spinal cord injury[J]. *Journal of neurotrauma*, 2009，26(11)：2027-2036.

[6] 李建军，杨明亮，杨德刚，等. "创伤性脊柱脊髓损伤评估、治疗与康复" 专家共识 [J]. 中国康复理论与实践，2017，23(03)：274-287.

[7] 刘璇. 日常生活技能与环境改造 [M]. 北京：华夏出版社，2013.

[8] 陈小梅. 临床作业疗法学 [M]. 2 版. 北京：华夏出版社，2013.

[9] 薛漪平. 生理疾病职能治疗学 [M]. 2 版. 台北：禾枫书局，2017.

[10] Mary Vining Radomski, Catherine A. Trombly Latham. Occupational Therapy for Physical Dysfunction[M]. 7th ed. *Wolters Kluwer: Lippincott Williams & Wilkins*, 2013.

[11] Zancolli E. Functional restoration of the upper limbs in traumatic quadriplegia. Structural and Dynamic Bases of Hand Surgery[M]. 2nd ed. *JB Lippincott*：*Philadelphia*, 1979.

[12] Mizukami M, Kawai N, Iwasaki Y, et al. Relationship between functional levels and movement in tetraplegic patients. A retrospective study [J]. *Paraplegia*, 1995，33(4)：189-194.

[13] Chenu O, Vuillerme N, Bucki M, et al. TexiCare: an innovative embedded device for pressure ulcer prevention. Preliminary results with a paraplegic volunteer [J]. *J Tissue Viability*, 2013，22(3)：83-90.

[14] Cooper RA, Cooper R. Quality-of-life technology for people with spinal cord injuries [J]. *Phys Med Rehabil Clin N Am*, 2010，21(1)：1-13.

[15] Brienza D, Kelsey S, Karg P, et al. A randomized clinical trial on preventing pressure ulcers with wheelchair seat cushions [J]. *J Am Geriatr Soc*, 2010, 58(12)：2308-2314.

[16] Charmetant C, Phaner V, Condemine A, et al. Diagnosis and treatment of osteoporosis in spinal cord injury patients: A literature review[J]. *Annals of physical and rehabilitation medicine*, 2010，53(10)：655-668.

[17] Steele RW. Prevention of recurrent urinary tract infections[J]. *Seminars in Pediatric Infections Diseases*, 1997，8(2)：111-116.

[18] Matthew A. Mulvey, David J. Klumpp, Ann E. Stapleton. Urinary Tract Infections: Molecular Pathogenesis and Clinical Management[M]. 2nd ed. *Washington DC: ASM Press*, 2017.

[19] Chelvarajah R, Knight SL, Craggs MD, et al. Orthostatic hypotension following spinal cord injury: Impact on the use of standing apparatus[J]. *NeuroRehabilitation*, 2009，24(3)：237-242.

[20] Jahromi MS，Mure A, Gomez CS. UTIs in patients with neurogenic bladder[J]. *Curr Urol Rep*, 2014，15(9)：433.

[21] Soleyman-Jahi S, Yousefian A, Maheronnaghsh R, et al. Evidence-based prevention and treatment of osteoporosis after spinal cord injury: a systematic review[J]. *Eur Spine J*, 2018，27(8)：1798-1814.

[22] Tung JY, Stead B, Mann W, et al. Assistive technologies for self-managed pressure ulcer prevention in spinal cord injury: a scoping review[J]. *J Rehabil Res Dev*. 2015，52(2)：131-146.

[23] Sarafis ZK, Monga AK, Phillips AA, et al. Is Technology for Orthostatic Hypotension Ready for Primetime? [J]. *PM&R*, 2018，10(9 S2)：S249-S263.

[24] Cox, L, Cameron, AP. Prevention of Urinary Tract Infection for Patients with Neurogenic Bladder[J]. *Curr Bladder Dysfunct Rep*, 2014，9：282-288.

[25] Joshua S. Mervis, Tania J. Phillips. Pressure ulcers: Prevention and management[J]. *J Am Acad Dermatol*, 2019，81(4)：893-902.

[26] 许光旭，蔡可书. 脊髓损伤物理治疗学 [M]. 北京：电子工业出版社，2019.

[27] Siedziewski L, Schaaf RC, Mount J. Use of robotics in spinal cord injury: a case report[J]. *Am J Occup Ther*, 2012，66(1)：51-8.

[28] Scherer MJ, Cushman LA. Predicting satisfaction with assistive technology for a sample of adults with new spinal cord injuries[J]. *Psychol Rep*, 2000，87(3 Pt 1)：981-987.

[29] McKinley W, Tewksbury MA, Sitter P, et al. Assistive technology and computer adaptations for individuals with spinal cord injury[J]. *Neurorehabilitation*, 2004，19(2)：141-146.

[30] Folan A, Barclay L, Cooper C, et al. Exploring the experience of clients with tetraplegia utilizing assistive technology for computer access[J]. *Disabil Rehabil Assist Technol*, 2015，10(1)：46-52.

[31] Collinger JL, Boninger ML, Bruns TM, et al. Functional priorities, assistive technology, and brain-computer interfaces after spinal cord injury[J]. *J Rehabil Res Dev*, 2013，50(2)：145-160.

[32] Craig A, Tran Y, McIsaac P, et al. The efficacy and benefits of environmental control systems for the severely disabled[J]. *Med Sci Monit*, 2005，11(1)：RA32-39.

[33] Asselin P, Cirnigliaro CM, Kornfeld S, et al. Effect of Exoskeletal-Assisted Walking on Soft Tissue Body Composition in Persons With Spinal Cord Injury [J]. *Arch Phys Med Rehabil*, 2021，102(2)：196-202.

[34] Manns PJ, Hurd C, Yang JF. Perspectives of People with spinal cord injury learning to walk using a powered exoskeleton[J]. *J Neuroeng Rehabil*, 2019，16(1)：94.

[35] Kandilakis C, Sasso-Lance E. Exoskeletons for personal use after spinal cord injury[J]. *Arch Phys Med Rehabil*, 2021，102(2)：331-337.

[36] Liviu Cristian Chi, Monica Copotoiu, Liviu Moldovan. Different Types of

Exoskeletons can improve the life of spinal cord injury's patients-a meta-analysis[J]. *Procedia Manufacturing*, 2020，46：844-849.

[37] Mekki M, Delgado AD, Fry A, et al. Robotic rehabilitation and spinal cord injury: a narrative review[J]. *Neurotherapeutics*, 2018，15(3)：604-617.

[38] Attallah O, Abougharbia J, Tamazin M, et al. A BCI system based on motor imagery for assisting people with motor deficiencies in the limbs[J]. *Brain sci*，2020，10(11)：864.

[39] Papanastasiou G, Drigas A, Skianis C, et al. Brain computer interface based applications for training and rehabilitation of students with neurodevelopmental disorders[J]. *A literature review. Heliyon*，2020，6(9)：e04250.

[40] 赵辉三. 假肢与矫形器学 [M]. 2 版. 北京：华夏出版社，2013.

[41] Cook AM, JM Polgar. Assistive Technologies: Principles and Practice [M]. 4th ed. *St. Louis: Mosby*, 2014.

[42] The American Occupational Therapy Association. Occupational Therapy Practice Framework: Domain and Process (3rd ed) [J]. *Am J Occup Ther*，2017，68：S1-S48.

[43] 闵水平，孙晓莉. 作业治疗技术 [M]. 3 版. 北京：人民卫生出版社，2020.

[44] 赵正全. 低温热塑矫形器实用技术 [M]. 北京：人民卫生出版社，2016.

[45] 李奎成，闫彦宁. 作业治疗 [M]. 北京：电子工业出版社，2019.

[46] 頸髄損傷のリハビリテーション [M]. 東京：協同医書出版社，2007.

[47] 標準リハビリテーション医学 [M]. 東京：医学書院，1986.

[48] 標準理学療法、作業療法 [M]. 東京：医学書院，2017.

[49] 肖晓鸿，李古强. 康复辅助器具技术 [M]. 北京：人民卫生出版社，2019.

[50] 王骏. 手功能康复手册 [M]. 北京：人民卫生出版社，2016.

[51] 罗椅民. 脊椎损伤者职业重建 [J]. 标准科学，2018(11)：96-99.

[52] 刘晓艳，李奎成，王杨，等. 脊髓损伤住院患者康复辅助器具应用情况分析 [J]. 中国康复医学杂志，2014，29(06)：533-536.

[53] 叶长青，熊宝林，许晶莉，等. 地面反射型踝足矫形器对学龄期痉挛型脑性瘫痪儿童下肢异常姿势矫正的效果研究 [J]. 中国康复医学杂志，2016，31(12)：

1359-1362.

[54] 李建军，王方永．脊髓损伤神经学分类国际标准 (2011 年修订 ) [J]. 中国康复理论与实践，2011，17(10)：963-972.

[55] 杨勤，唐丹，赵艳玲，等．胸段脊髓损伤患者应用截瘫步行矫形器对下肢康复的影响 [J]. 中国组织工程研究，2015，19(31)：4967-4972.

[56] 师昉，王龙，李鹏征，等．肢体残障者辅助器具的临床应用与发展现状 [J]. 中国康复，2013，28(03)：234-237.

[57] 胥少汀，郭世绂．脊髓损伤基础与临床 [M]. 3 版．北京：人民卫生出版社，2012.

[58] 矢崎 潔．手のスプリントのすべて [M]. 3 版．東京：三輪書店，2006.

[59] 方心，沈爱明．康复辅助器具技术 [M]. 北京：中国医药科技出版社，2019.

**图书在版编目（CIP）数据**

脊髓损伤与辅助器具应用 / 中国残疾人辅助器具中心主编. -- 北京：华夏出版社有限公司, 2024.7

ISBN 978-7-5222-0453-6

Ⅰ. ①脊… Ⅱ. ①中… Ⅲ. ①脊柱损伤－医疗器械 Ⅳ. ①R744.08

中国国家版本馆 CIP 数据核字(2023)第 016196 号

脊髓损伤与辅助器具应用

| 主　　编 | 中国残疾人辅助器具中心 |
| --- | --- |
| 责任编辑 | 梁学超　颜世俊 |
| 责任印制 | 顾瑞清 |
| 出版发行 | 华夏出版社有限公司 |
| 经　　销 | 新华书店 |
| 印　　刷 | 三河市万龙印装有限公司 |
| 装　　订 | 三河市万龙印装有限公司 |
| 版　　次 | 2024 年 7 月北京第 1 版<br>2024 年 7 月北京第 1 次印刷 |
| 开　　本 | 787×1092　1/16 开 |
| 印　　张 | 12.25 |
| 字　　数 | 203 千字 |
| 定　　价 | 65.00 元 |

**华夏出版社有限公司**　地址：北京市东直门外香河园北里 4 号　　邮编：100028
网址：www.hxph.com.cn　　电话：（010）64663331（转）
若发现本版图书有印装质量问题，请与我社营销中心联系调换。